L'HOPITAL BEAUJON

HISTOIRE

DEPUIS SON ORIGINE JUSQU'A NOS JOURS

AVEC UN PLAN

PAR

LE DOCTEUR CHARLES FOURNEL

PARIS
E. DENTU, LIBRAIRE-ÉDITEUR
PALAIS-ROYAL, 17 ET 19, GALERIE D'ORLÉANS

1884

L'HOPITAL BEAUJON

HISTOIRE

DEPUIS SON ORIGINE JUSQU'A NOS JOURS

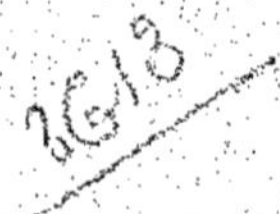

PARIS. — E. DE SOYE ET FILS, IMPRIMEURS, 18, RUE DES FOSSÉS-SAINT-JACQUES.

L'HOPITAL BEAUJON

HISTOIRE

DEPUIS SON ORIGINE JUSQU'A NOS JOURS

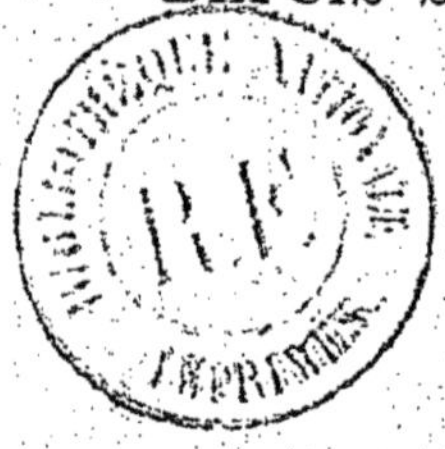

AVEC UN PLAN

PAR

Le Docteur Charles FOURNEL

PARIS

E. DENTU, LIBRAIRE-ÉDITEUR

PALAIS-ROYAL, 17 ET 19, GALERIE D'ORLÉANS

1884

L'HOPITAL BEAUJON

HISTOIRE

DEPUIS SON ORIGINE JUSQU'A NOS JOURS

Lorsque, venant du centre de Paris, on remonte la rue du faubourg Saint-Honoré en se dirigeant vers le quartier des Ternes, après avoir traversé l'avenue Friedland on passe devant une étrange façade située à droite du faubourg.

Trois étages de fenêtres, de grandeurs décroissantes de bas en haut, la composent. Deux parties latérales, dont l'une, un peu en retrait, dévie obliquement en arrière, tandis que l'autre avance sur la rue, s'harmonisent mal avec la portion centrale, élargissent la façade plus que ne le comporterait sa hauteur et lui enlèvent tout équilibre apparent. D'autre part, un entablement saillant qui semble destiné, comme dans les constructions de la même époque, à surplomber l'édifice ou tout au moins à n'être dépassé que par un plan uniforme de muraille servant de couronnement, est ici surmonté par des fenêtres détachées. L'ensemble produit l'effet de quelque chose d'hybride assez désagréable à l'œil.

Si l'on veut bien, au contraire, faire abstraction des prolongements latéraux et de tout ce qui est au-dessus de l'entablement, l'aspect devient régulier, de belles proportions et d'une grande simplicité de lignes.

Au centre est un large portique décoré d'une grille en fer forgé d'un travail remarquable et de dimensions majestueuses. Franchissons cette grille, hospitalièrement ouverte tout le jour. Nous voici dans un vestibule qui donne accès à la cour d'honneur. La voûte, à plein cintre, est ornée de caissons; latéralement deux petites issues sont ménagées, chacune d'elles est surmontée d'un fronton grec. De ces deux frontons, l'un encastre une plaque de marbre noir sur laquelle on lit « Ecole des filles », l'autre laisse voir l'emplacement d'une plaque semblable, dont il est maintenant dépourvu.

Pénétrons dans la cour d'honneur. Tout son pourtour est manifestement de la main du même architecte qui a construit la façade primitive : ce sont la même régularité, les mêmes proportions; le même entablement à triglyphe très saillant règne au-dessus du deuxième étage. Au fond, en face l'entrée principale, le pavillon de l'horloge frappe d'abord la vue. La porte, exhaussée sur perron de quelques marches, est bordée de deux colonnes ioniques et surmontée d'une horloge du temps de Louis XVI. Deux enfants sculptés en ronde-bosse entourent l'horloge et sur le cadran se détache le nom de « Lepaute, horloger du roy. »

Ce bâtiment dont les quatre corps circonscrivent la cour carrée est celui qui fut construit au siècle précédent par

Girardin, sur l'ordre du financier Beaujon. « Il a, dit Dulaure, seize toises de face sur vingt-quatre de profondeur; sa hauteur se compose d'un rez-de-chaussée, de deux étages au-dessus et d'un troisième dans le comble. » Nous verrons que, depuis, la largeur des ailes et de la façade a été modifiée.

A chaque extrémité du pavillon de l'horloge, un large escalier à cage régulièrement cylindrique nous mène aux parties supérieures; chacun d'eux est éclairé du haut par une lanterne qui laisse pénétrer un jour intense dans leurs moindres parties.

Dans différentes pièces de ce bâtiment se trouvent encore des objets qui serviraient à rappeler son origine. A droite de la cour, dans le cabinet du directeur, tout un mobilier Louis XVI dont les chaises à médaillon rappellent cependant un peu le règne précédent; à gauche, dans la cuisine, une auge de grandes dimensions taillée dans un seul bloc de marbre rouge et qui aurait servi d'abreuvoir pour les chevaux (?); mais surtout, à la pharmacie, une collection de vases italiens mentionnés dans un inventaire des objets donnés à l'hospice par son fondateur. Ces vases, au nombre de cent cinquante, ont la forme d'urnes et sont de faïence blanche ornée d'un écusson; leur valeur actuelle est considérable aux yeux des collectionneurs.

Si nous dépassons le pavillon de l'horloge, nous constatons que la façade ne pouvait donner qu'une faible idée de l'étendue de l'établissement. Nous marchons à travers de longues galeries vitrées servant d'enceinte à des jardins et formant un quadrilatère aux coins duquel sont placés quatre pavillons isolés.

Ici tout est moderne. Les proportions sont belles, mais l'architecte paraît s'être moins soucié du coup d'œil extérieur que d'un aménagement exclusivement utile et pratique. C'est bien autre chose encore si nous dépassons l'enceinte de ces promenoirs en continuant à marcher vers le fond de l'établissement : à part la chapelle, nous ne rencontrons plus que quelques affreuses bâtisses en briques.

En somme et au premier aspect, nous avons sous les yeux un établissement qui occupe un terrain en forme de parallélogramme allongé, du faubourg Saint-Honoré à la rue de Courcelles. Nous y distinguons trois parties : l'une, ancienne, qui forme les quatre côtés de la première cour; l'autre, moderne, formée d'une chapelle et de quatre pavillons isolés; enfin, les baraques du fond, où sont placés les services accessoires.

Avant de faire une visite plus détaillée, de raconter la fondation primitive, de décrire les agrandissements notables qu'elle a reçus, de suivre l'état de ses finances et de sa population jusqu'à nos jours, de parler en dernier lieu de son administration, de son hygiène, des médecins qui s'y sont succédé, des travaux et des découvertes qu'ils y firent, — il est juste que nous jetions un coup d'œil sur la vie du fondateur qui lui a laissé son nom.

CHAPITRE PREMIER

LE FONDATEUR

SOMMAIRE. — Nicolas Beaujon. — Sa naissance obscure (1718), son origine roturière. — Son portrait moral : ambitieux, peu scrupuleux, il arrive à de hauts emplois et à une grande fortune. — Ses services comme directeur du commerce de Bordeaux. — Son mariage (1753) avec la fille de Bontemps, valet de chambre du roi. — Hautes protections qui l'entourent. — Etat de sa fortune à cette époque. — Ses libéralités. — Son esprit. — Son genre de vie. — Quelques jugements par ses contemporains. — Son portrait physique. — La Folie-Beaujon. — Mort le 20 décembre 1786. — Le quartier Beaujon.

Nicolas Beaujon naquit à Bordeaux en 1718, de Jean Beaujon. De ce commerçant enrichi, nous ne dirons rien, sinon qu'il avait su habilement employer ses richesses; des libéralités bien placées, sa ruse, ses intrigues, lui avaient créé dans Paris des amitiés puissantes. C'était heureusement prévoir l'avenir : son fils Nicolas dut plus tard à cette adresse son élévation et sa vie même.

Les biographes s'accordent à donner deux fils à Jean Beaujon. Nous dirons trois fils; nous avons en effet retrouvé la trace de trois fils dans divers manuscrits, actes notariés et actes civils de l'époque, dans différentes études de notaires et aux Archives nationales (1). C'était : Nicolas Beaujon, l'aîné (2), Jean-Nicolas Beaujon et Nicolas Beaujon de Seilhan (3).

Nicolas Beaujon, l'aîné, le seul dont nous ayons à parler, hérita des qualités commerciales et pratiques de son père. Son premier emploi est celui de « directeur du commerce à Bordeaux ». Rêvant de gloire et de fortune, il tente, en 1748, avec son frère, avocat général à la Cour des aides de Bordeaux, un coup audacieux. La disette sévissait dans la ville : les deux frères accaparent tous les approvisionnements de blé, et, spéculant sur la misère générale, en font monter le prix à leur gré. La clameur publique s'élève contre eux, des poursuites judiciares sont commencées, et Nicolas Beaujon est décrété de prise de corps. Il s'enfuit précipitamment à Paris, va voir les anciens obligés de son père maintenant ses protecteurs, et n'a qu'à se louer d'eux : ils le servent si bien, qu'ils parviennent à éteindre cette dangereuse affaire.

Mais il fallait quitter Bordeaux, où toute considération lui aurait manqué désormais; il resta donc à Paris, champ librement ouvert à son esprit aventureux. Nous l'y voyons débuter par un adroit mariage : il épouse, en 1753, une demoiselle Bontemps, fille de Louis Bontemps, qui avait été premier valet de chambre du roi; le frère de cette demoi-

(1) Spécialement dans le testament de Nicolas Beaujon, où ses deux frères sont légataires, et dans l'acte de transport de son corps à la chapelle Saint-Nicolas que ses deux frères ont signé, etc.

(2) Cette dévotion spéciale à Saint-Nicolas qui s'affirme dans la famille Beaujon, a donné lieu à plusieurs erreurs dans les biographies à la suite de confusions entre les personnes, confusions que nous espérons éclaircir à la fin de ce chapitre.

(3) Et non pas « du Seilhan » comme l'écrit Jal.

selle était lui-même premier valet de chambre de Louis XV et gouverneur des Tuileries (1). La dot n'était que de 50,000 francs; en outre, le contrat stipulait que cette dot ne serait payée qu'après la mort de la belle-mère (2). Mais le rusé financier ne faisait pas un mariage d'argent : il n'en voulait pas à la dot, il voulait mieux : par Mme de Pompadour, ce mariage lui ouvrait la cour, lui donnait la faveur du roi et lui permettait de tenter toutes les entreprises. La lecture du contrat fait voir de quelles protections fut couvert ce mariage; il porte les signatures du roi, de la reine, du dauphin et de la dauphine, de Mesdames de France, de la marquise de Pompadour et des ministres Devoyer Dargenson (*sic*), Devoyer de Paulmy (*sic*), Rouillé. — L'état de la fortune de Beaujon était alors de 490,000 livres, dont voici le détail, extrait du contrat :

ÉTAT DE MES EFFETS

Bien de campagne situé dans la paroisse de Talunce, près Bordeaux, cy. . . .	60,000 livres.
Un hôtel à Bordeaux, rue du Parlement, cy.	60,000
Le mobilier qui a resté dans la maison. .	10,000

Effets en nature dans le commerce.

1/3 d'intérêt sur le navire *Le Léopard*. .	60,000
Id. dans la cargaison du navire *Le Dauphin*.	24,000

(1) 22 octobre 1753. Le contrat de mariage existe encore aux Archives nationales, cote T, 306. On en trouvera des extraits dans nos documents.

(2) La dot ne fut jamais payée. Après la mort de sa fille en 1770 et de son gendre en 1786, la dame veuve Bontemps en réclama néanmoins le montant. Voir une pièce conservée aux Archives, T 306.

Les 5/12 d'intérêt dans les retours du navire *L'Espoir*.	38,000 livres.
Il m'est dû par la marine 42/m, sur laquelle somme j'ai un intérêt qui ne... pas. .	21,000
M'est dû par la province de la Guienne. .	17,400
Argent ou effets, en papiers ou par compte.	169,600
J'ai trois mille livres de rente viagère sur l'hôtel de la Bourse des marchands de Bordeaux, dont j'ai fait le fond. . .	30,000
	490,000 livres.

La fortune qui devait servir aux fondations charitables dont la principale nous occupe ne fut donc pas acquise aussi rapidement qu'il a été dit (1).

Après son mariage, tous les souhaits de grandeur du financier se réalisent : il devient receveur général des finances de la généralité de Rouen, puis de la Rochelle, banquier de la cour, trésorier et commandeur de l'Ordre de Saint-Louis, conseiller d'Etat à brevet. C'est alors seulement qu'il a entre les mains les moyens d'acquérir ces richesses qui furent un des grands scandales de son siècle. Car,

Gagne-t-on en deux ans un million sans crimes?

Opulent, il désira être à la mode. Il s'érigea en Mécène, fit des pensions aux gens de lettres malheureux, trancha du

(1) Le *Dictionnaire Larousse* dit qu'au moment de l'affaire des blés, Beaujon dut venir à Paris et, là, sut en deux ans, s'assurer une fortune de dix millions. L'accaparement des blés est de 1748, or, nous voyons Beaujon en 1753 ne posséder que 490,000 livres de fortune. En admettant que ce chiffre ait été volontairement diminué sur le contrat, nous sommes cependant loin de compte.

haut et puissant seigneur, et dans plusieurs lettres du temps il est qualifié de Monsieur de Beaujon, malgré l'origine roturière que nous lui connaissons. Les contemporains se sont amusé de ces prétentions. A la mort de sa femme, arrivée le 11 décembre 1769, il avait fait circuler le billet suivant :

« Vous êtes prié d'assister au convoi, transport et enter-
« rement de très haute et très puissante dame Elisabeth
« Bontems, femme de très haut et très puissant seigneur
« Nicolas Beaujon, Conseiller d'Etat, secrétaire du roi,
« Maison, Couronne de France et de ses finances, receveur
« général des finances de la Rochelle. »

« On a trouvé, disent les *Mémoires secrets*, ces titres si ridicules et si contradictoires que les curieux gardent précieusement ce billet d'enterrement, qu'on veut faire passer à la postérité la plus reculée (1). »

Mais, les prétentions nobiliaires n'étaient pas les seules qu'il eut. Beaujon n'était inaccessible à aucune espèce de vanité; après avoir traité les gens de lettres, qui ont de l'esprit ou qui en font par profession, il voulut avoir de l'esprit lui-même. Il en eut sans ménager personne. Un jour qu'un jeune officier de marine, de naissance illégitime et dont la mère avait joui des faveurs royales, venait d'être nommé chevalier de l'Ordre de Saint-Louis et qu'il s'excusait devant Beaujon, trésorier de cet ordre, d'une faveur si peu méritée, celui-ci lui répliqua : « Le roi, Monsieur, récompense les services de « mère » plus que ceux de terre. »

(1) Bachaumont, *Mémoires secrets pour servir à l'histoire de la République des lettres en France.* — Du 16 décembre 1769, additions.

C'était ce qu'Horace appelle *Epicuri de grege Porcus*. Protecteur des actrices en vogue, il avait toujours à sa table nombreuse société de jolies femmes et les invitations n'étaient faites qu'à leur gré. Son ostentation, son faste, n'étaient pas propres à lui attirer les sympathies de ses contemporains, et, en le maltraitant, le rédacteur des *Mémoires secrets* ne fait sans doute qu'exprimer le sentiment public à son égard. « Le sieur Beaujon, banquier de la cour, dit-il, à la date du 28 décembre 1772, est fort engoué de la nouvelle actrice (Mlle Raucourt.) Quoique ce lourd financier n'ait jamais été homme de lettres, il veut présider aux leçons de cette jeune débutante et fait faire les répétitions chez lui. On présume qu'il en veut plus à la personne qu'au talent. On souhaite fort qu'elle dégraisse un peu ce Turcaret, aujourd'hui le Plutus à la mode, et qui a pensé être pendu en 1748. »

Et plus loin (13 novembre 1773.) « Le sieur Beaujon,... se trouvant encore trop mal logé à l'hôtel des ambassadeurs extraordinaires, ci-devant hôtel d'Evreux, et depuis hôtel de Pompadour, y fait beaucoup de dépenses et surtout dans les jardins, où il bouleverse tout. On s'entretient à cette occasion de ce magnifique seigneur, dont on compte ainsi la vie. Il se lève à quatre heures du matin, il travaille jusqu'à neuf. Il s'habille alors, il prend son chocolat, il reçoit des visites, il donne ses audiences, etc. Il dîne en grande compagnie et vit en société pendant toute la soirée. A neuf heures il va se coucher : quand il est au lit on ouvre ses rideaux, et ses familiers, mais surtout ses « berceuses » entrent, le cajolent jusqu'à neuf heures et demie, qu'on referme ses rideaux. Alors on va souper, et la compagnie fait tout ce qu'elle veut et se retire quand bon lui semble. »

« Ces dames, toutes fort bien nées, dit Mme Vigée-Lebrun, et de très bonne compagnie, étaient appelées dans le monde les berceuses de M. de Beaujon. Elles donnaient des ordres chez lui, disposaient entièrement de son hôtel, de ses chevaux et payaient ces avantages avec quelques instants de conversation qu'elles accordaient au pauvre impotent ennuyé de vivre seul (1). »

Quoi qu'en dise Mme Vigée-Lebrun, il nous paraît difficile de juger avec tant de bienveillance ces berceuses, invention du médecin Bouvard pour procurer le sommeil à un blasé. Mais, nous ne voulons pas appuyer sur ce sujet délicat, ni aller chercher dans les chroniques contemporaines les anecdotes qui prouvent que Beaujon les respectait aussi peu qu'elles se respectaient elles-mêmes.

Le dévergondage et l'impertinence étant assez à la mode sous Louis XV, il n'est pas étonnant que nous les rencontrions dans un financier à qui son éducation n'avait point donné de principes, et à qui sa fortune permettait de satisfaire tous ses caprices. Mais au moins, chez les seigneurs du temps, ces défauts étaient le plus souvent compensés par quelques qualités chevaleresques. Beaujon, lui, ne se piquait pas plus de bravoure que de morale : provoqué un jour en duel par un officier, il l'invita à un splendide repas, lui fit visiter son habitation, admirer ses objets d'art, et lorsque ce fut fini : « Croyez-vous, lui dit-il cyniquement, que lorsqu'on possède tout cela, on s'expose à le perdre sur un coup d'épée. »

(1) Mme Vigée-Lebrun, *Souvenirs*, t. Ier, *Notes et portraits*.

Au physique, Beaujon, parvenu à l'apogée de son opulence, était petit, gros, ventru, de figure épaisse. Il existe, paraît-il, de lui, un portrait authentique peint vers 1762 par Carle Vanloo; nous ne l'avons pas retrouvé.

Mme Vigée-Lebrun a fait aussi son portrait, mais beaucoup plus tard. Il était à cette époque podagre et impotent, résultat auquel son genre de vie l'avait impitoyablement mené.

« M. de Beaujon, dit-elle, m'ayant fait demander de faire son portrait qu'il destinait à l'hôpital fondé par lui dans le faubourg du Roule, et qui porte encore son nom, je me rendis dans le magnifique hôtel, qu'on appelle aujourd'hui l'Elysée Bourbon, attendu que l'infortuné millionnaire était hors d'état de venir chez moi. Je le trouvai seul, assis sur un grand fauteuil à roulettes, dans une salle à manger. Il avait les mains et les jambes tellement enflées qu'il ne pouvait se servir ni des unes ni des autres; son dîner se bornait à un triste plat d'épinards; mais plus loin, en face de lui, était dressée une table de trente à quarante couverts, où se faisait, dit-on, une chère exquise, et qu'on allait servir pour quelques femmes, amies intimes de M. de Beaujon, et les personnes qu'il leur plaisait d'inviter.

« M. de Beaujon voulut me retenir à dîner, ce que je refusai, ne dînant jamais hors de chez moi, mais nous convînmes du prix et de la pose de son portrait; il désirait être peint assis devant un bureau jusqu'à mi-jambes avec les deux mains, et je ne tardai pas à commencer et à finir cet ouvrage. Quand je pus me passer du modèle, j'emportai le portrait chez moi pour terminer quelques détails, et j'imaginai de placer sur le bureau le plan de l'hospice. M. de Beaujon en ayant été instruit, m'envoya aussitôt son valet de chambre pour me prier instamment d'effacer le plan et pour me remettre trente louis en dédommagement du temps que j'y emploierais; j'avais à peine tracé l'esquisse, de sorte que je refusai naturellement les trente louis, mais le valet de chambre revint encore le lendemain, au point que pour le forcer à remporter cet argent, je fus obligée d'effacer le plan devant lui, afin de lui prouver que cela ne me faisait pas perdre cinq minutes.

« M. de Beaujon était très petit et très gros, sans aucune physionomie. M. de Calonne, que j'ai peint en même temps, offrait son parfait contraste, et les deux portraits se trouvant exposés chez moi, l'abbé Arnault qui les vit à côté l'un de l'autre, s'écria : Voilà précisément l'esprit et la matière. »

De plus, il existe dans l'établissement actuel un superbe buste du fondateur par Houdon. Ce marbre ne fut pas d'abord destiné à l'hôpital; trouvé chez un marchand de curiosités, il fut acheté, en 1819, par l'administration de l'Assistance publique, pour une somme minime (1).

Ce buste, d'une hauteur d'un peu moins d'un mètre, est d'un remarquable fini. Le sujet est pris jusqu'à la ceinture, il est drapé dans un manteau, son pourpoint entr'ouvert laisse voir sur un jabot finement brodé le grand cordon de l'Ordre de Saint-Louis. La tête est couverte d'une perruque à quatre rangées de boucles; la figure, entièrement rasée et tournée de trois quarts à droite est large et terminée par un double menton. Le sculpteur a eu le talent de mettre un

(1) Quinze cents francs.

rayon de vie sur cette face épaisse ; un sourire rusé anime les yeux et la bouche.

(Dans le lieu dit « la Pépinière du roi » Beaujon acheta d'immenses terrains, allant jusqu'au promenoir de Chaillot et à la barrière de l'Étoile. Sur ce terrain il se fait construire une habitation qu'il appelle sa « Chartreuse » (1) et qu'on appela la « Folie Beaujon ».)

On en parle ainsi dans les Mémoires secrets :

« M. Beaujon, si renommé pour ses richesses, a acheté depuis quelques années un vaste terrain à la grille de Chaillot d'environ cent arpents, qu'il a fait enclore pour y former des jardins à l'anglaise. Il y a fait en même temps construire un petit bâtiment dans le goût de « Bagatelle », et il appelle cela son « Hermitage ». Son projet paraît avoir été d'en faire un cadeau après sa mort à Monsieur, frère du roi. Depuis quelque temps, le bruit en courait, on ignorait si cette altesse royale l'accepterait; on regarde aujourd'hui comme une espèce de prise de possession anticipée de ce lieu une visite que ce prince y a faite vers la fin de juillet; il y est allé avec « Madame » et leur suite au nombre de quatorze ou quinze convives, qui ont été traités par M. Beaujon. Le malheureux, n'a pu jouir de son bonheur lui-même, il était au lit pendant ce temps là. Depuis cette époque, c'est une fureur de voir l'Ermitage; mais on ne peut y entrer sans un billet signé du maître.

« On n'y observe rien de singulier et de remarquable qu'un lit fait en corbeille au milieu d'une chambre d'où l'on

(1) « Ma Chartreuse » est la qualification qu'emploie Beaujon en parlant de cette habitation dans son testament; et non pas « Hermitage » comme le dit Bachaumont.

ne voit que la campagne, et où tout dans l'embellissement est analogue à cette idée primitive; il ne manque qu'une « Flore » ou une « Pomone » pour y coucher. Une table en bois d'acajou de vingt-cinq couverts est encore précieuse, ainsi qu'un escalier du même bois. Une autre bizarrerie du lieu, quoique essentielle à un hermitage, c'est une chapelle très belle. Quant aux jardins, à la laiterie, à la ménagerie et aux autres détails domestiques, ils n'approchent pas de ceux de « Tivoli » de M. « Bertin » dont on a parlé il y a douze ou quinze ans (1). »

La « Folie-Beaujon », d'après Chamfort (2), aurait été achetée avant la mort de son possesseur 1,100,000 livres par M. Durvey, agent de change, pour le comte d'Artois. L'hôtel appartint plus tard à Gudin, le peintre de marines; il fut ensuite acheté par le marquis de Bercy, puis par Mme la baronne Salomon de Rostchild qui le fit démolir vers 1865 (3). L'hôtel qui porte actuellement le n° 11 de la rue Berryer représente exactement son emplacement. Nous parlerons plus loin des jardins et de ce qu'ils sont devenus.

Toutes ces richesses, ce parc immense, cette habitation luxueuse, cette table somptueusement servie ne profitèrent pas longtemps à leur possesseur. La goutte, ce châtiment implacable des jouisseurs et des indolents, s'abattit sur lui; désormais il ne put assister qu'en spectateur désintéressé aux festins dont il faisait les frais. Un étranger ayant un jour obtenu l'autorisation de visiter l'habitation traversa la

(1) Bachaumont, *Mémoires secrets*, 16 août 1783.

(2) *Correspondance secrète inédite sur le règne de Louis XVI*, publiée par M. de Lescure. Plon 1866.

(3) Communication orale de M. de Mouliguon, architecte qui fut chargé de la démolition.

salle à manger comme le couvert était mis; admirant l'abondance des vins, le bon air des plats, il fit au domestique qui le conduisait des compliments au sujet d'un maître si grand amateur de la bonne chère : « Hélas! monsieur, répondit celui-ci, la santé de mon maître l'oblige à ne manger que des légumes et à ne boire que de l'eau. — Mais au moins, voici un parc qui offre de bien belles promenades. — Hélas! Monsieur, les douleurs de M. de Beaujon l'empêchent de marcher». Et, comme les familières de la maison arrivaient : « Voici au moins une agréable compagnie, reprit le visiteur. — Hélas! Hélas! » soupirait toujours le domestique (1).

Les souffrances de Nicolas Beaujon finirent enfin. Frappé d'apoplexie, il s'en tira une première fois avec de l'hémiplégie pour mourir le 20 décembre 1786. Le *Dictionnaire de conversation*, la *Biographie Michaud* et la *Biographie Didot* s'accordent à donner une date de six jours plus éloignée : 26 décembre 1786.

Jal, à son tour, après avoir compulsé les pièces de l'état civil, avance dans son *Dictionnaire critique de biographie et d'histoire* que les auteurs jusqu'à lui sont restés dans l'ignorance la plus complète sur la vie de Nicolas Beaujon. Aussi, dans le but de rectifier leurs erreurs, il reporte la mort au 29 décembre 1799, et, tandis que les auteurs qu'il contredit s'étaient trompés de six jours, il commet, lui, une erreur de treize ans et neuf jours. En effet, dès le principe de son *article Beaujon*, confondant un frère de Nicolas Beaujon avec ce financier lui-même, il admet que son sujet est mort en 1799; puis, prenant pour point de départ ce fait erroné, il

(1) D'après Mme Vigée-Lebrun. *Notes et portraits.*

cherche à démontrer que les autres dates données pour sa naissance, etc., sont fausses. Ce raisonnement se retourne contre son auteur.

Toutes nos recherches nous ont prouvé que Nicolas Beaujon est mort, le premier des trois frères, le 20 décembre 1786 en sa « Chartreuse ».

Nous ne donnerons que les principaux documents qui autorisent une telle affirmation.

Premièrement. Nous avons trouvé aux Archives nationales la minute de lettres patentes (1) datées de Versailles, 14 février 1787 « qui soumettent le sieur Foin aux exercices du *feu* sieur Beaujon, receveur général des finances de la généralité de Rouen pour achever au lieu et place du sieur Baujon l'exercice de l'année 1785. » Ce sieur Foin était le commis de Beaujon à la recette générale, et dans son testament (voir aux documents) son maître lui lègue 48,000 livres, « entendant que ce legs ne lui soit payé qu'après l'appurement et correction des comptes de ma recette générale. » C'est bien des mêmes personnages qu'il s'agit : donc déjà en 1787 le 14 février Beaujon n'existait plus.

Secondement, le 21 décembre 1786, on lit dans le recueil Bachaumont : « Monsieur Beaujon, le « Crésus » de nos jours, qui végétait depuis longtemps sans être guère plus que sexagénaire, vient de mourir enfin ; et l'on ne parlerait bientôt plus de lui, s'il n'avait laissé un monument de bienfaisance à perpétuité. C'est un hospice de charité dont, afin de mieux assurer la durée, il confie l'inspection et l'administration au président de Lamoignon, et à sa famille

(1) Archives nationales. Cote O, 339 A, inédit.

après lui, tant qu'elle subsistera, dans un certain ordre. Il accompagne ce titre d'honneur d'un legs plus lucratif, de 50,000 livres de rentes (1).

Mais l'auteur des Mémoires, en annonçant la mort le 21 décembre pourrait avoir pris une fausse nouvelle pour la réalité. Aussi cette preuve ne saurait-elle suffire. Dans une pièce du 29 germinal et du 3 floréal an II, les commissaires du département des hôpitaux rapportent les paroles suivantes du citoyen Séjournée, administrateur de l'hospice : « Le dit Beaujon a été inhumé à ladite paroisse de la Magdeleine, et a été transporté quelques mois après à sa Chartreuse, à la ci-devant chapelle Saint-Nicolas, en ladite paroisse de Saint-Philippe du Roule (2). »

Voici l'acte du transport de son corps, qui fut fait deux mois et quelques jours après son décès :

« L'an 1787, le 3 mars, le corps de Messire Nicolas Beaujon, conseiller d'État, trésorier honoraire de l'Ordre royal et militaire de Saint-Louis, receveur des finances de la généralité de Rouen et marguillier d'honneur de cette paroisse, a été présenté en cette église par Messire Le Ber, curé de la paroisse de la Madeleine de la ville l'Evêque et de là, transporté dans la chapelle de Saint-Nicolas (à Saint-Philippe) fondée par lui sur cette paroisse, dans laquelle chapelle il a été inhumé, en présence de Messire Nicolas Beaujon de Seilhan, de la paroisse Saint-Sulpice, et de Messire Jean-Nicolas Beaujon de la paroisse Saint-Roch, ses

(1) Ce chiffre est inexact; Beaujon légua à Mlle Constance de Lamoignon, avec usufruit au profit de M. et Mme de Lamoignon ses parents, pendant leur vie, une somme une fois payée de 100,000 livres et non pas 50,000 livres de rente. Voir le testament à la fin.

(2) Voir aux documents.

deux frères, qui ont signé : Beaujon de Seilhan, Beaujon. »

L'acte de décès a été brûlé en 1871.

Enfin, voici le texte même de l'épitaphe qui fut gravée sur sa pierre tombale dans la chapelle Saint-Nicolas, pierre dont il n'existe plus que des morceaux qui ont été envoyés à l'hôpital Beaujon au moment de la destruction d'une partie de cette chapelle. Dans une bordure carrée en bas, cintrée en haut, au dessous d'un écusson armorié entouré de rameaux de chêne et surmonté d'une couronne de comte on lit ces mots (1) :

« Ici repose le corps de Messire Nicolas Beaujon, conseiller d'Etat, fondateur de cette chapelle et de l'hospice en faveur des enfants orphelins et des écoles de charité de la paroisse Saint-Philippe du Roule, décédé le 20 décembre 1786, âgé de soixante-huit ans. »

« Priez Dieu pour lui. »

Dans les angles que laisse en haut la courbe de la bordure sont deux oiseaux symboliques. En bas, au dessous de l'épitaphe deux flambeaux funèbres entrecroisés sur une tête de mort.

Le rédacteur des *Mémoires secrets* ne s'est donc pas trompé et la pierre tombale fait foi contre les auteurs modernes de la date exacte du décès du financier, 20 décembre 1786 (2).

Beaujon ne laissait pas d'enfants. Il légua ses richesses à

(1) Cette épitaphe est rapportée par Larousse, mais avec omission de quelques mots. Nous avons pu la recueillir en rapprochant les morceaux de la pierre tombale, retrouvées dans un chantier dépendant de l'hôpital actuel.

(2) Les inscriptions murales qui se trouvent dans la salle centrale du pavillon de l'Horloge, à l'hôpital actuel, sont modernes et à réformer, tant pour la date du décès, que pour la date de l'acte de fondation.

ses frères, à ses amis, à ses domestiques; la plus grande partie en fut réservée à des fondations charitables dont nous allons nous occuper au chapitre suivant. En résumé, si la première partie de la vie du financier ne fut pas digne des plus grands éloges, il faut cependant dire à sa louange, avec Mme Vigée-Lebrun, qu' « il dépensait en bonnes œuvres une grande partie de son immense fortune; jamais un malheureux ne s'est adressé vainement à lui; et l'hôpital du faubourg du Roule recommande encore aujourd'hui son nom comme celui d'un bienfaiteur de l'humanité. »

Trois ans après la mort de Beaujon, sa propriété était revendue au receveur général des finances Bergerac. Au commencement de l'Empire, des entrepreneurs de fêtes la transformèrent en jardins publics; cet établissement fut supprimé sous la Restauration. Sur les terrains, en 1825 M. Hamelin construit les rues Lord Byron, Châteaubriand, Fortunée; le nom de cette dernière était due au prénom de Mme Hamelin; elle est représentée par la portion actuelle de la rue Balzac qui s'étend des Champs-Elysées à la rue Beaujon.

En 1842, M. Blenard, propriétaire des terrains, prolonge la rue Fortunée jusqu'au faubourg du Roule, et rejoint à cette rue celle des Ecuries d'Artois qui s'arrêtait alors à la rue de l'Oratoire du Roule (actuellement rue Washington). On rectifie l'avenue Châteaubriand et une habitation de plaisance appelé Bel-Respiro vaut à la portion de cette avenue qui débouche sur les Champs-Elysées le nom du rue du Bel-Respiro. Coupant obliquement le centre même des terrains de l'ancienne « folie », on construit la rue du Centre. La rue Beaujon est de la même époque.

En 1850, Balzac vient mourir dans une vieille maison située rue Fortunée qui avait autrefois dépendu de la « folie Beaujon » et qui existe encore en partie. La rue Fortunée prend le nom de rue Balzac.

De 1857 à 1863 on perce le boulevard Beaujon, allant de la place de l'Etoile au boulevard Malesherbes. Le boulevard Beaujon s'appelle actuellement avenue de Friedland et boulevard Haussmann. Plus tard il a été continué au delà du boulevard Malesherbes.

Le quartier Beaujon, si l'on veut bien n'entendre sous ce nom que cette partie de Paris qui a été bâtie sur les jardins du financier, est donc rigoureusement renfermé entre la rue du faubourg Saint-Honoré au nord, l'avenue des Champs-Elysées au sud, la rue Washington à l'est et l'avenue de Wagram à l'ouest.

CHAPITRE II

L'ORPHELINAT. — L'HOPITAL.

SOMMAIRE. — Legs charitables de Nicolas Beaujon; testament. — Motifs qui l'ont poussé à la bienfaisance : la philantropie création du dix-huitième siècle. — Acte de fondation de l'orphelinat appelé « hospice Beaujon » (6 août 1785); description de cet établissement. — Révolution : arrêté de suppression; décret qui fait de l'orphelinat un hôpital pour quatre-vingts malades; aménagement de cet hôpital. — Agrandissements successifs : chapelle; bâtiments hospitaliers; augmentations proportionnelles du nombre de lits. — Etat actuel.

En mourant, Beaujon laissait un testament volumineux. On aura idée de son importance en sachant qu'il renferme pour 3,000 livres de rentes viagères et 4,170,110 livres de legs une fois payés (1).

Ces sommes ne comprennent pas les donations faites de son vivant à l'orphelinat du faubourg du Roule, mais contiennent cependant beaucoup de legs charitables : 86,000 livres doivent être distribuées aux pauvres des paroisses de la Madeleine, de Saint-Philippe du Roule, de Saint-Pierre de Bordeaux et d'Issy; 150,000 livres doivent

(1) Testament du 13 septembre 1786, passé devant Me Griveau, aujourd'hui en la possession de Me Martin Deslandes, notaire à Paris, qui a bien

revenir à l'orphelinat après la mort des légataires usufruitiers; 100 autres mille livres sont laissées directement à l'orphelinat, enfin 300,000 livres doivent être placées en rentes pour « servir à fonder des hospices ou maisons de bienfaisance, soit sur la paroisse de Bordeaux où mes frères et moi sont nés, soit sur la paroisse de la Madeleine de la ville l'Évêque à Paris, ou... sur celle du Roule par augmentation aux établissements de ce genre que j'y ai déjà faits. »

Nicolas Beaujon, le subtil financier dont nous avons parlé, ne paraissait cependant pas prédestiné par son caractère à devenir un bienfaiteur de l'humanité. Pour arriver rapidement à l'opulence, il lui fallait un esprit uniquement calculateur, une oreille toujours sourde aux plaintes des malheureux. Bien plus, l'affaire de l'accaparement des blés, par lequel il ne craint pas d'affamer toute une population, tous les actes de sa vie enfin, n'indiquent pas que le bien-être de ses semblables ait jamais été le but premier de ses efforts.

voulu nous le communiquer. La minute est formée de 30 pages in-4°. En voir des extraits dans nos documents. — Codicille du même jour pardevant Me Castel, aujourd'hui en l'étude de Me Pinguet.

En additionnant :

Tous les legs une fois payés mentionnés dans le testament.	4,170,110 livres.
Le prix auquel fut acheté sa « Chartreuse », par M. Durvey, d'après Chamfort.	1,100,000
Le prix que l'orphelinat a coûté.	1,500,000
Le capital des 3,000 livres de rente viagère du testament. Et de 29,000 livres de rente données à l'hôpital. . . . } calculé au denier cinq.	644,000
On arrive au chiffre approximatif de la fortune de Beaujon, à sa mort.	7,414,110 livres.

Quant à réparer quelque tort trop grave et trop criant, il avait d'autres moyens : si quelque demoiselle du faubourg du Roule avait fait concurrence aux berceuses, vite il savait la doter et la marier à un de ses commis (1).

Quel motif donc l'a poussé à cette fondation charitable, dont l'orphelinat du Roule fut la première expression? — Serait-ce l'espoir d'acquérir une popularité qui lui manquait, le désir de compenser la première partie de son existence par une vieillesse utile, ou de perpétuer un nom qui allait s'éteindre avec lui? — Peut-être ces motifs ont-ils eu quelque influence, mais pour comprendre vraiment comment un esprit tel que celui dont nous parlons, put être dirigé de ce côté, il est indispensable de se reporter au temps et dans le milieu où il vivait.

La fin du dix-huitième siècle, en effet, est remarquable par une tendance spéciale qui porte les classes élevées à s'occuper des classes inférieures de la société. Jusqu'à cette époque, la charité, vertu chrétienne et méritoire, avait été l'unique origine des secours aux pauvres. Mais à ce moment, les principes du christianisme furent fortement ébranlés, et les écrivains, les philosophes qui traitèrent des secours aux malheureux, se placèrent à un autre point de vue : la charité prit le nom de bienfaisance et, de vertu privée qu'elle était, devint une nécessité, une obligation sociale, un genre de relations normal dans toute société d'hommes policés. Le bienfait, d'après les philosophes

(1) Les gazettes racontent qu'un des commis qu'il avait ainsi marié, s'étonnant de la naissance d'un fils au sixième mois de ses noces, Beaujon lui répondit : « Tranquillisez-vous, mon ami, dans un ménage, ces choses-là arrivent quelquefois pour le premier enfant, mais jamais pour les suivants. »

Montesquieu, Duclos, etc., n'est qu'une dette du riche au pauvre. Les écrivains s'occupaient déjà sans relâche de cette « humanité » qui, quelques années plus tard, revendiqua si violemment ses droits. Soit que leurs écrits aient influencé l'époque, soit qu'ils ne fussent que le reflet d'un sentiment général, c'est aux idées énoncées par eux que l'on doit la création de l'école des Sourds-Muets (1778), de celle des Jeunes-Aveugles (1784), de l'hôpital de la Maison du Roi (1765), de l'hôpital Necker (1779), de l'hôpital Cochin (1780), de la Maison royale de Santé (1781).

Un mot sonore acheva l'œuvre. La bienfaisance fut affublée du nom pompeux de « philanthropie » ; le courant devint torrent. Notre Mécène, un matin, se réveilla philanthrope : l'orphelinat du Roule était fondé.

Beaujon résidait à cette époque dans sa « Chartreuse ». Les terrains de cette magnifique propriété s'étendaient entre des limites que représentent aujourd'hui l'avenue des Champs-Élysées et la rue du faubourg Saint-Honoré, l'avenue de Wagram et la rue Washington (ancienne rue de l'Oratoire). Ce n'est donc pas sur les jardins de la « folie » que fut construit l'orphelinat, mais sur un terrain contigu acheté à cette intention au baron d'Arcy (1). Ce terrain était d'une étendue de quatre arpents. Actuellement on peut encore se le figurer; il est resté à peu près tel qu'il était, s'étendant sous forme d'un quadrilatère allongé du faubourg Saint-

(1) En deux contrats qui existent encore chez Me Martin Deslandes. Du 23 juillet 1783 et du 1er août 1784. Nous remercions Me Martin Deslandes de l'obligeance avec laquelle il a bien voulu nous communiquer ces pièces ainsi que plusieurs autres, et en particulier l'acte de fondation de l'hospice, dont il possède un exemplaire maintenant unique.

Honoré à la rue de Courcelles. Il a été légèrement écourté par le nouvel alignement de cette rue.

La première pierre fut posée le 27 juillet 1784. Elle recouvrait deux modules d'une médaille frappée à cette occasion, et dont on verra plus loin le fac-simile, ainsi qu'une plaque de cuivre portant l'inscription suivante :

L'AN XIe DU RÈGNE DE LOUIS XVI

« Le 27 de juillet 1784 a été posée la première pierre de cette maison d'hospice et d'éducation, élevée sous la protection du gouvernement, et sur les dessins du sieur Nicolas-Claude Girardin (1), architecte, par M. Nicolas Beaujon, conseiller d'État, pour être à perpétuité placée sous la direction et inspection de M. Chrétien-François de Lamoignon, président du Parlement de Paris, et de sa descendance, et aussi sous celle de M. Joseph Charfoulot, curé de la paroisse Saint-Philippe du Roule, et ses successeurs curés de ladite paroisse.

« Le tout conformémect aux titres de ladite fondation. »

Voici en entier l'acte de fondation, il est du 6 août 1785 (2).

ACTE DE FONDATION (3).

« Par devant le Conseiller du Roy, notaire au Châtelet de Paris, soussigné,

(1) Et non pas Girardon, nom donné dans Larousse sans doute par faute d'impression.

(2) Et non du mois de juillet 1784, comme le dit Larousse ; ce dictionnaire se trompe aussi pour le chiffre des donations à l'hôpital, ainsi que le *Dictionnaire de conversation*, la *Biographie Michaud*, la *Biographie Didot*. Les comptes moraux de l'Assistance publique des années 1843 à 1849 se trompent encore plus étrangement lorsqu'ils disent que la fondation est de 1780 et qu'elle fut faite pour douze orphelins.

(3) Cet acte n'a jamais été imprimé. L'original fut dressé en double ; un

« Sont comparus Messire Nicolas Beaujon, etc., d'une part.

« Très haut et très puissant seigneur Monseigneur Chrétien-François De la Moignon, chevalier, marquis de Basville, conseiller du Roy en tous ses conseils, président du Parlement, demeurant à Paris, en son hôtel de la rue de Grenelle, paroisse Saint-Sulpice; et M. Joseph Charfoulot, prêtre-curé de la paroisse Saint-Philippe du Roulle, à Paris, y demeurant au presbytère de ladite paroisse; tous deux administrateurs de l'hospice dont il va être parlé.

« M. Beaujon a fait construire dans la rue du faubourg du Roulle, sur un terrain qui lui appartient en toute propriété, une chapelle dédiée à saint Nicolas, son patron.

« Par un contrat passé devant Maître Lepot d'Auteuil et son confrère, notaires à Paris, le 23 juillet 1783, dûment insinué et ensaisiné, M. Beaujon a acquis de M. le baron d'Arey un terrain et des bâtiments situés rue du faubourg du Roulle, vis-à-vis ladite chapelle.

« Par un autre contrat passé devant Me Griveau, l'un des notaires à Paris soussignés et son confrère, le 1er août 1784, aussi dûment insinué et ensaisiné, M. Beaujon a encore acquis de M. le baron d'Arey, un autre terrain contenant 3367 toises ou environ et contigu à celui acquis par le présent contrat.

« M. Beaujon a fait construire sur partie... des bâtiments propres à l'établissement dont il va être parlé. La première pierre de cette construction a été posée le 27 juillet 1784 et

exemplaire resta aux mains de Me Griveau, l'autre exemplaire fut déposé à l'orphelinat. L'exemplaire de l'orphelinat a été brûlé en 1871, avenue Victoria, avec toutes les pièces que la centralisation administrative y avait réunies. Nous avons retrouvé le second, et maintenant unique exemplaire, chez Me Martin Deslandes, notaire à Paris.

cet événement a été consigné par une médaille représentant d'un côté le buste du Roy avec cette légende : *Lud. XVI Rex Christianiss.* et dont le revers est ainsi figuré :

Ad
XII puerorum
et
XII puellarum
gratuit. educationem
hospitium
à Nic. Beaujon
Reg. cons. fundat
MDCCLXXXIV

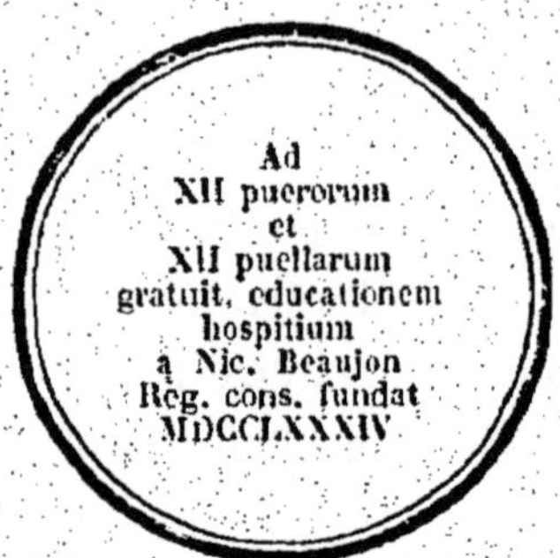

« Deux de ces médailles, l'une en argent et l'autre en cuivre, ont été renfermées sous la première pierre de cet édifice. — Outre ces médailles, on a renfermé sous la même pierre, une plaque de cuivre sur laquelle est gravée l'inscription dont un imprimé est ci annexé.

« M. Beaujon a obtenu des lettres patentes de Sa Majesté au mois de may dernier, enregistrées au Parlement le 2 août présent mois, lesquelles lettres patentes avec un projet du présent Acte, sont demeurés cy annexés, après, que sur l'un et l'autre il y a été fait mention de leur annexe par les notaires soussignés :

« Ces lettres patentes autorisent la fondation dont va être parlé, en faisant par M. Beaujon la dotation mentionnée aux dites lettres patentes. En conséquence, M. Beaujon fait donation entre vifs et irrévocable à l'hospice, de l'établissement cy après, accepté pour ledit hospice par M. le président de Lamoignon et M. le Curé du Roulle, en qualité d'administrateurs dudit hospice.

« 1° Du fond, propriété et superficie de la chapelle Saint-Nicolas, érigée rue du Faubourg du Roulle sur partie de terrain dépendant de la maison appartenant à M. Beaujon.

« 2° De tous les vases sacrés et ornements de la chapelle qui sont destinés pour son service et qui sont détaillés dans un état représenté par les parties, et qui est à leur réquisition demeuré cy annexé, après avoir été d'elles signé et paraphé en présence des notaires soussignés.

« 3° Du fond, propriété et superficie des bâtiments propres à l'établissement dont il s'agit, que M. Beaujon a fait construire rue du Faubourg du Roulle, de l'autre côté et vis-à-vis la chapelle Saint-Nicolas, et du jardin qui est à la suite de ce bâtiment clos de murs; le tout édifié sur la totalité du terrain acquis de M. le baron d'Arcy. M. Beaujon, lors du projet du présent acte, s'étant réservé le surplus du terrain acquis par ledit contrat pour en disposer par la suite ainsi qu'il aviserait, soit en faveur de l'hospice ou autrement, duquel surplus M. Beaujon va cy après disposer en faveur de l'hospice pour augmentation à sa dotation; au surplus, M. Beaujon donne les bâtiments, jardins et chapelle cy devant désignés, ainsi qu'ils se poursuivent et comportent.

« 4° Et de 25,000 livres, rente au principal de 625,000 livres à prendre en celles créées à 4 0/0 sur les aides et gabelles et autres revenus du roi, constituées au profit de M. Beaujon par le prévôt des marchands et échevins de cette ville, suivant le contrat passé devant Me Griveau et son confrère, le 28 janvier 1785, numéroté 7056, ensemble des arrérages de ladite rente, depuis le 1er juillet jusqu'à ce jour.

« Pour, par ledit hospice jouir et disposer en pleine propriété des objets y dessus donnés à compter de ce jour, M. Beaujon se désaisissant de tout droit et propriété, possession et jouissance, des biens présentement donnés en faveur dudit hospice, qu'il en saisit et met en possession.

« Cette donation est faite pour tenir lieu de dotation dudit hospice, et aux charges réservées et conditions suivantes :

« Art. 1er. — M. Beaujon fonde par ces présentes, comme autorisé à cet effet par les lettres patentes susdattées, un hospice dans les bâtiments par lui cy-devant donnés, et où seront logés, nourris et entretenus, vingt-quatre pauvres enfants dont douze garçons et douze filles, et dans lequel on enseignera : aux garçons, à lire, à écrire et à chiffrer; et aux filles, à lire, écrire, chiffrer, la couture et la broderie.

« Art. II. — M. Beaujon nomme pour l'un des administrateurs dudit hospice, M. le président de Lamoignon et, après son décès, l'aîné de ses enfants mâles qui le représentera comme aîné, et ainsi de suite à l'aîné des mâles, l'ordre de primogéniture observé : à défaut de la première ligne aînée à l'aîné de la seconde ligne, et toujours ainsi de suite, l'ordre de primogéniture ainsi observé; et en cas d'extinction des mâles, le dernier mâle existant aura le droit de choisir et nommer telles personnes qu'il jugera à propos, pour lui succéder à perpétuité dans l'administration dudit hospice; et pour autres administrateurs, M. Beaujon nomme M. le Curé actuel du Roulle et ses successeurs.

« Art. III. — Les garçons et les filles ne pourront entrer à l'hospice que lorsqu'ils auront atteint six ans, et ils ne pourront y rester au-delà de l'âge où ils pourront prendre un métier, ce qui sera déterminé pour chaque sujet, par les administrateurs.

« Quoique les enfants ne puissent entrer à l'hospice avant l'âge de six ans, ils pourront y être admis dans un âge plus avancé, sans néanmoins qu'ils puissent y rester passé l'époque cy-dessus fixée; tous ces enfants seront habillés uniformément et d'une même couleur, en gris, avec la simplicité convenable.

« Art. iv. — Les enfants qui rempliront successivement les vingt-quatre places de l'hospice seront pris dans ceux nés sur la paroisse Saint-Philippe du Roulle, parmi les pauvres, d'abord par préférence entre les orphelins qui n'auront ni père ni mère, ensuite parmi les orphelins de père ou de mère; et les enfants ayant père et mère ne seront reçus qu'à défaut d'orphelins.

« MM. les Administrateurs auront seuls et conjointement le droit de nommer les enfants qui devront remplir successivement les vingt-quatre places fondées par l'art. 1er.

« Art. v. — L'hospice sera confié aux sœurs, dites Sœurs grises, qui seront obligées d'y tenir au moins cinq sœurs pour apprendre à lire, à écrire et à travailler aux douze filles, et avoir soin des garçons et filles ainsi que de leur entretien, tant en santé que maladie, et aussi pour apprendre à lire, écrire, chiffrer, la couture et la broderie tant à ces douze filles qu'à toutes les autres filles de la paroisse du Roulle, que les père et mère demeurant sur ladite paroisse voudront envoyer aux heures de l'instruction, le tout gratuitement; les livres, papiers, plumes et encre nécessaires à toutes lesdites filles, leur seront fournis aussi gratuitement, mais aux frais de l'hospice.

« Art. vi. — M. le Curé du Roulle et M. le président de Lamoignon, ou celui de ses descendants qui le représentera, feront choix de deux Frères Lazaristes qui seront logés à l'hospice, dans un bâtiment séparé du corps de logis principal où résideront les Sœurs grises et les enfants; les deux Lazaristes seront chargés d'apprendre à lire, écrire et chiffrer tant aux garçons résidant à l'hospice qu'à tous les autres garçons de la paroisse du Roulle que les père et mère demeurant sur cette paroisse voudront envoyer aux instructions, lesquelles seront faites gratuitement, comme, aussi il sera fourni gratuitement par l'hospice à tous les enfants, tant ceux y résidant qu'à ceux qui viendront aux instructions, les livres, papiers, plumes et encre qui seront nécessaires; les honoraires des deux instructeurs seront fixés par les Administrateurs de l'hospice.

« Art. vii. — S'il arrivait qu'il y eut lieu de confier ledit établissement à d'autres personnes qu'aux Sœurs grises, le choix des personnes qui seraient mises à leur place appartiendra à perpétuité aux deux Administrateurs; mais s'il arrivait que les deux Administrateurs ne s'accordent pas sur le choix, l'avis de M. le président de Lamoignon ou de celui de ses descendants qui le représentera fera seul loi à cet égard, comme sur tous les autres objets qui intéresseront l'hospice et sur lesquels M. le Curé du Roulle ne se trouverait pas d'accord avec celui de MM. de Lamoignon qui se trouvera l'un des Administrateurs.

« Art. viii. — Si le nombre cy-dessus désigné des Sœurs grises et des Frères Lazaristes venait à être jugé insuffisant ou trop considérable, MM. les Administrateurs demeurent autorisés à augmenter ou diminuer le nombre et à fixer le traitement et les dépenses des Sœurs grises et Frères Lazaristes.

« Art. ix. — Les arrérages des 25,000 livres de rente cy-dessus données par M. Beaujon seront touchés par M. le Curé actuel du Roulle et ses successeurs sur leurs simples quittances. M. le Curé du Roulle remettra, le premier jour de chaque quartier, à la sœur supérieure de l'hospice la somme que lui et l'autre Administrateur jugeront nécessaires pour subvenir aux dépenses journalières ; la sœur supérieure tiendra un registre de ces dépenses qui sera arrêté tous les trois mois par MM. les Administrateurs. A l'égard des autres dépenses concernant l'hospice, elles seront portées sur un registre particulier sur lequel seront aussi écrites les sommes données particulièrement à la sœur supérieure. Ce registre sera arrêté en présence de cette sœur par MM. les Administrateurs tous les trois mois, et les dépenses que la sœur supérieure n'aura pas acquittées le seront exactement à la fin de chaque quartier, afin que l'hospice ne soit jamais chargé de dettes d'un quartier sur l'autre.

« Art. x. — Les fonds appartenant à l'hospice seront mis dans un coffre-fort fermant à trois clefs, dont une restera en la possession de M. le Curé du Roulle, une en celle de M. de Lamoignon, qui se trouvera administrateur, et la troisième sera remise à la supérieure de l'hospice. Les titres, quittances, et autres papiers appartenant à l'hospice seront renfermés dans une armoire fermant à trois clefs distribuées de même que celles du coffre-fort.

« Art. xi. — Sur les revenus appartenant à l'hospice seront prises toutes les dépenses pour la nourriture des Sœurs grises, des Frères Lazaristes, des vingt-quatre enfants et des domestiques employés au service de l'hospice; les dépenses pour l'entretien des enfants, celles pour les honoraires des Sœurs grises et des Frères Lazaristes, pour les gages des domestiques et généralement toutes les autres dépenses journalières. — Sur ce qui restera dans la caisse de l'hospice, on prendra les sommes nécessaires pour les réparations et entretien de la chapelle et des bâtiments appartenant à l'hospice, pour l'acquisition et entretien des meubles nécessaires à son service.

« Et sur ce qui restera après toutes ces dépenses prélevées, il sera destiné à chacun des garçons et filles qui étant entrés à l'hospice en sortiront à l'âge ci-dessus stipulé une somme de 400 livres qui sera employée au choix de MM. les Administrateurs soit à mettre ces enfants en apprentissage, soit à leur former un trousseau.

« Cependant M. Beaujon entend que cette distribution de 400 livres ne soit faite qu'autant que l'état des finances de l'hospice le permettra, laissant à la prudence de MM. les Administrateurs de faire ou de ne pas faire la distribution en question.

« Mais, comme en tout événement cette distribution n'aura pas lieu avant six années à compter de ce jour, M. Beaujon entend que les économies qui pourront se faire sur les revenus de l'hospice soient employées au profit de cet hospice de la manière que MM. les Administrateurs jugeront le plus utile.

« Art. XII. — M. Beaujon étant dans l'intention de garnir les bâtiments composant l'hospice des meubles et effets nécessaires à son service, s'il effectue ce projet il sera dressé un état ou inventaire desdits meubles, qui sera rapporté pour être annexé par acte au pied des présentes.

« Art. xiii. — Au surplus, M. Beaujon, par le droit que lui donne sa qualité de fondateur, autorise MM. les Administrateurs à faire les règlements et changements qu'ils jugeront avantageux à l'hospice, soit pour augmenter ou diminuer le traitement des Sœurs grises et des Frères Lazaristes qui y seront attachés et des enfants qui y entreront, soit pour toutes autres causes prévues ou imprévues.

« M. Beaujon autorise nommément MM. les Administrateurs à traiter avec la communauté des Sœurs grises et celle des Frères Lazaristes pour l'exécution de la présente fondation, de la manière et aux charges et conditions que MM. les Administrateurs jugeront à propos. Mais sur tous les points où MM. les Administrateurs ne s'accorderont pas, il entend que l'avis de celui des MM. Lamoignon qui se trouvera administrateur fasse loi, comme il est déjà dit art. vi.

« Art. xiv. — La donation ci-dessus faite par M. Beaujon de la chapelle du Roulle l'est aux charges et conditions : 1° que les personnes et habitants à l'hospice et le public ne pourront entrer dans la chapelle que par la porte qui donne dans la grande rue du faubourg du Roulle; que le service de la chapelle sera fixé seulement et limitativement au local actuel, sans qu'il y ait et puisse subsister aucune communication de la part du public et des personnes qui habiteront l'hospice dans les terrains et jardins dépendant de la maison appartenante à M. Beaujon au faubourg du Roulle. — 2° Que M. Beaujon et les personnes qui, après lui, seront propriétaires à tel titre que ce soit de la maison et jardin faubourg du Roulle, auront à perpétuité la liberté d'entrer dans ladite chapelle par l'extérieure de ladite maison et par la porte de communication qui se trouve établie, de laquelle porte de communication M. Beaujon et ses successeurs auront seuls la clef, tant pour leur usage personnel que pour celui des gens attachés à leur service en tel nombre qu'ils soient. — 3° Qu'aucune des personnes auxquelles l'entrée de ladite chapelle est réservée par l'intérieur de ladite maison ne pourront jamais être assujetties à aucunes réparations, entretien et reconstruction de ladite chapelle, en aucun temps et pour quelque cause que ce soit. — 4° Et qu'il sera dit tous les jours à l'heure indiquée par MM. les Administrateurs de l'hôpital une messe publique dans ladite chapelle, à laquelle messe assisteront les enfants logés à l'hospice, les Sœurs grises et les Frères Lazaristes habitant aussi à l'hospice, et cette messe sera célébrée par un des six prêtres que M. Beaujon se propose d'établir et de fonder dans la paroisse Saint-Philippe du Roule.

« *Signé* : DELAMOIGNON.
« CHARFOULOT.
« BEAUJON.
« GRIVEAU. »

Malgré l'importance de l'acte que nous venons de citer, il ne résume pourtant pas à lui seul toute la fondation ; d'autres donations ont été faites par le fondateur à cet établissement. Nous réservons tout ce côté financier pour le chapitre où nous traiterons de l'administration et nous verrons que c'est une erreur de n'attribuer à l'orphelinat que 25,000 ou 20,000 livres de rentes, comme l'ont fait les dictionnaires biographiques.

Nous avons décrit dans notre introduction l'aspect général des quatre corps de bâtiments entourant une cour carrée, œuvre de l'architecte Girardin (1). Cette construction servait à loger vingt-quatre orphelins et le personnel chargé du service intérieur; de plus, il faut y ménager des locaux pour l'instruction quotidienne des enfants du quartier : quelques traces, nous l'avons vu, attestent encore que ces bâtiments ont servi d'école. A part les croisées du troisième étage (2) et le doublement des ailes qui a allongé la façade, cette partie de l'hôpital est restée telle que lors de sa construction primitive; c'est surtout en se plaçant au centre de la cour d'honneur que l'on peut encore se faire une idée de la disposition des premiers bâtiments.

En 1788, époque où la fondation Beaujon fonctionne régulièrement, il y a comme personnel : six Sœurs de Charité, deux maîtres d'école; pour le service, un portier, une cuisinière, un domestique et une domestique.

Les enfants sont ainsi logés : dans l'aile droite au premier, le dortoir des garçons, dans l'aile gauche celui des filles; chaque dortoir contient treize lits, douze pour les enfants, le treizième pour un domestique faisant fonction de gardien de nuit (3). La maison a fondé six places à perpétuité à l'école de dessin en faveur des enfants qui auraient des dispositions pour cet art (4).

(1) En plus de l'achat du terrain, cette construction aurait coûté 1,500,000 livres à son fondateur. (Rapport au Conseil général des hospices 1816).

(2) Ces croisées ont été rajoutées en 1819 à la place de vingt-trois œils-de-bœuf donnant peu d'air et de lumière.

(3) Tenon, *Mémoires sur les hôpitaux de Paris*, 1788.

(4) Trois le 10 janvier 1786 et trois le 15 février 1786, par devant Me Girard. (Voyez nos documents).

Bien que cet établissement fût destiné à des orphelins valides et à l'éducation des enfants du quartier, il porta cependant dès l'origine le nom de « Hospice Beaujon (1). » Grâce aux économies des administrateurs on put augmenter le nombre des élèves, et en 1794 il était de vingt-sept, quatorze garçons et treize filles (2).

Tel était l'état de l'hospice Beaujon au moment où la Révolution va survenir, changer sa nature pour en faire une institution d'un genre différent.

Nous ne pouvons sans sortir des limites de ce travail entreprendre de décrire l'état hospitalier de Paris à cette époque (3). Rappelons cependant que si, en 1788, le séjour des hôpitaux ne pouvait plus être pour les malades le même sujet d'horreur que précédemment, cependant il y avait encore bien des perfectionnements à obtenir. Avant tout, dans une ville bien policée, une juste proportion entre la destination des hôpitaux spéciaux et le nombre de malades qui sont appelés à y entrer est nécessaire; c'est le but auquel une sage administration doit tendre sans cesse. Si de nos jours on n'est pas encore complètement parvenu à ce résultat difficile, c'était bien autre chose à cette époque. Il y avait en 1788 à Paris, onze hospices pour les orphelins (4); ces onze hospices procuraient des

(1) Dulaure. *Histoire physique, civile et morale de Paris* (édit. 1822), t. VI et autres. Ce point n'est pas contesté.

(2) Voir les extraits du rapport des commissaires du département à nos documents. Archives nationales, F [15] 269.

(3) Voir l'*Histoire de l'hôpital La Charité*, par M. le professeur Laboulbène.

(4) La Trinité, rue Saint-Denis. — Les Cent-Filles, rue Censier. — La Mère de Dieu, rue du Vieux-Colombier. — Filature de la paroisse Saint-Sulpice, rue des Vieilles-Tuileries. — Saint-Enfant-Jésus, cul de sac des Vignes. — Saint-Esprit, joignant l'Hôtel-de-Ville. — Enfants trouvés ou

secours journaliers à un nombre considérable d'enfants. Cette profusion en faveur des enfants trouvés et orphelins, classe assurément fort intéressante, se rattachait elle-même à une grande libéralité de l'époque envers les individus valides; en effet, avant la Révolution, il y a à Paris vingt hospices pour des individus valides et seulement vingt-deux pour les malades et six pour les deux catégories à la fois. En prenant maintenant les vingt-deux hôpitaux pour des malades nous retrouvons dans cette classe seule la même disproportion que dans l'ensemble : il y a surabondance pour certaines classes de malades et absence complète pour d'autres (d'après Tenon absence de services pour le traitement de la cécité, l'inoculation des enfants du peuple, l'aliénation mentale, les maladies contagieuses.) De plus, certains hôpitaux sont fort mal administrés et renferment un personnel trop nombreux pour le peu de malades qu'ils soignent.

Un ensemble de mesures destinées à remédier à cet état de choses fut pris par la Convention lorsque le pays commença à sortir de l'effroyable tourmente qui l'avait secoué. La transformation de l'hospice Beaujon en hôpital en fait partie; elle ne se fit pas sans quelques tâtonnements.

On songea d'abord à supprimer complètement l'hospice, mesure qui faisait rentrer des capitaux importants dans les caisses nationales. Un rapport retrace les origines de l'hospice, et, « considérant que la loi du 23 messidor rend nationaux l'actif et le passif des hôpitaux » ; d'autre

« La Couche », près Notre-Dame. — Enfants trouvés, faubourg Saint-Antoine. — Enfant-Jésus, rue de Sèvres. — École d'orphelins fils de soldats, rue de Sèvres. — Beaujon.

part, « que 24,000 livres de rentes pour nourrir et entretenir vingt-quatre enfants pauvres sont une prodigalité sans mesure comme sans but » propose :

PROJET D'ARRÊTÉ (1).

« 1. L'hospice, dit de Baujon, situé rue faubourg du Roule, reste et demeure supprimé; tous les biens-fonds, rentes, meubles et effets, et l'argent qui se trouve en caisse seront mis sous la main de la nation, conformément à la loi du 23 fructidor.

« 2. L'apposition des scellés n'aura pas lieu pour les linges, étoffes, toiles et hardes à l'usage des enfants. Il en sera dressé un inventaire en présence d'un des citoyens ayant la surveillance des hôpitaux, copie de cet inventaire sera remise à l'économe des Enfants-de-la-Patrie, avec les effets ci-dessus spécifiés.

« 3. Les enfants réclamés par leur père et mère, oncle ou tuteurs leur seront rendus en justifiant par un certificat de leur section de leur bonne conduite et qu'ils sont en état de leur apprendre ou faire apprendre un métier.

« 4. Les enfants de l'un et l'autre sexe recevront en sortant de l'hospice deux paires de draps, un lit garni d'une paillasse, d'un traversin et d'un matelas, six pièces de chaque espèce de linge de corps, et deux vêtements d'étoffe.

« 5. Il sera déposé pour chaque enfant une somme de 400 francs entre les mains de l'économe des Enfants-de-la

(1) Manuscrit inédit, jusqu'ici non communiqué, et qui existe aux Archives nationales, F [15] 269. Non signé, trouvé dans une liasse de pièces dressées par le Comité de salut public et adressées à la Commission des Secours publics, le 30 fructidor, an II.

Patrie, cette somme sera donnée aux pères, mères, oncles ou tuteurs qui auront satisfait aux conditions exprimées dans l'article 3, savoir : 100 francs de six mois en six mois pendant le cours de deux années. Les citoyens ayant la surveillance des hôpitaux seront chargés de veiller à ce que l'indemnité de 100 francs payable tous les six mois soit exactement employée à l'entretien et à l'éducation des enfants. Le premier semestre sera payé d'avance.

« 6. Ceux qui ne seront pas réclamés ou qui n'ont pas de parents en état de s'en charger, entreront dans l'hospice des Enfants-de-la-Patrie, faubourg Antoine, jusqu'à ce que l'on puisse les placer en apprentissage, et recevront à leur sortie de l'hospice des Enfants-de-la-Patrie les mêmes indemnités en linge, effets et argent, que ceux qui sont réclamés.

« 7. Les cy-devant Sœurs grises actuellement en exercice dans l'hospice Beaujon recevront à leur sortie la même indemnité que les enfants, tant en linge qu'en argent. Elles pourront emporter en outre les petits meubles qui leur étaient propres et actuellement placés dans leurs chambres ou cellules, d'après l'avis des commissaires nommés à cet effet.

« 8. Les cy-devant Sœurs qui devront se retirer dans leur famille feront la déclaration du lieu où elles veulent demeurer, et il leur sera accordée 30 sols par lieues pour frais de route.

« 9. Le C. Perrin et la C. Marie Lemestre, tous deux employés dans l'hospice, recevront outre leur lit garni, comme il est dit art. 4, la moitié des indemnités accordées en linge, étoffes et argent aux cy-devant Sœurs grises.

« 10. La Commission des secours est chargée de l'exécution du présent arrêté. »

Ce projet fut-il adopté? — Si nous en croyons les paroles du rapporteur Bô devant la Convention nationale dans sa séance du 28 nivose an III (1), il faut admettre qu'il fut en effet réalisé; que les enfants furent rendus à leurs parents ou envoyés au faubourg Saint-Antoine, les Sœurs et les instituteurs dispersés. Cependant, nous n'avons pas trouvé ce décret dans le recueil des arrêtés des Assemblées nationales.

La Commission des secours s'occupait de remplacer ce qu'elle avait supprimé comme inutile par une institution plus nécessaire, et l'architecte Clavareau fut chargé de la visite des locaux déserts :

« 1er frimaire (1795).

« La Commission des secours au citoyen Clavareau, architecte (2).

« La Commission, désirant avoir des renseignements sur la localité de l'hospice Beaujon, te charge de visiter dans le plus court délai les bâtiments de cet hospice, et de lui faire savoir quelle serait la quantité de lits qui pourront y être placés pour recevoir des malades de l'un et l'autre sexe, en conservant les locaux nécessaires pour loger les personnes employées au service des malades. Tu réuniras à ce sujet tous les détails qui pourront nous donner une idée juste de l'emplacement de cette maison et du nombre de malades qu'il sera possible d'y placer. »

(1) Voir, pour le compte-rendu de cette séance, la *Réimpression de l'ancien Moniteur* à la date du 19 janvier 1795.

(2) Archives nationales, F 15 257, manuscrit inédit. En marge le mot *fait*.

Enfin, les renseignements ayant été donnés, en séance de la Convention nationale du 28 nivôse an III (17 janvier 1795), le rapporteur Bô, au nom des comités des Secours publics et des Finances, propose la suppression de quatre maisons hospitalières chargées d'infirmes placées à vie, et de malades payant pension (hospitalières de la rue Mouffetard, de la place Royale, de La Roquette, de Saint-Mandé), maisons qui n'ont jamais rempli le but de leur institution, et qui, pour un nombre restreint de lits, absorbent un revenu considérable, occupent d'immenses propriétés et logent plus d'employés que de malades.

Ces suppressions nécessitent la création de nouvelles maisons, afin de ne pas encombrer les anciens hôpitaux. « La philantropie, dit le rapporteur, fera plus un jour, elle fera disparaître ces monuments publics d'humanité pour en faire revendiquer l'exercice par tous les citoyens aisés et vertueux. »

Le comité propose donc d'établir trois nouveaux hospices. Ils seront placés :

« Au ci-devant hospice Beaujon que vous venez de supprimer par une destination plus avantageuse des enfants abandonnés dont il était chargé; — au bâtiment neuf de l'abbaye Antoine, et à l'hospice Jacques... » « Ces établissements se formeront sans aucune dépense pour l'Etat... puisque, des trois nouveaux hospices d'humanité que le comité vous propose, deux existent déjà. » (Beaujon, Saint-Jacques.)

A la suite de ce rapport, le décret suivant est adopté.

« Art. Premier. — Les ci-devant maisons hospitalières sises à Paris rue Mouffetard, place de l'Indivisibilité, rue de La Roquette, et dans la commune de Mandé, sont supprimées.

« II. — Les ci-devant religieuses attachées à ces différentes maisons recevront, à compter du jour de leur suppression, le traitement fixé par les décrets du mois d'octobre 1790 et août 1792.

« III. — Les infirmes qui occupent des lits dans les maisons ci-dessus désignées en y payant pension ont la faculté d'entrer aux mêmes conditions dans un hospice de bienfaisance nationale.

« IV. — Les infirmes et les indigents traités gratuitement dans les maisons supprimées seront placés convenablement, suivant leur état d'infirmité, dans les hospices nationaux.

« V. — Pour remplacer les hospices supprimés par le présent décret, et pour favoriser particulièrement l'évacuation des lits encombrés dans le ci-devant Hôtel-Dieu, il sera établi deux nouveaux hospices d'humanité, un à la ci-devant maison Beaujon, l'autre dans le bâtiment neuf de l'abbaye Antoine.

« VI. — D'après les localités, l'hospice Beaujon contiendra quatre-vingts lits; celui de l'abbaye Antoine cent-soixante.

« VII. — Dans les mêmes vues de bienfaisance, l'hospice Jacques qui ne contient que quarante lits sera porté à quatre-vingts.

« VIII. — La Commission des secours publics se concertera avec celle des domaines nationaux pour presser l'inventaire du mobilier des maisons supprimées, et se faire remettre les meubles et effets propres au service des hospices d'humanité. »

Ce décret, on le voit, ne fait pas mention d'un changement de nom pour l'hospice. Cependant plusieurs auteurs l'indiquent : Dulaure (1) affirme que « le 17 janvier 1795, par décret de la Convention, cette maison fut nommée *Hôpital du Roule;* que le Conseil général des hospices lui restitua son premier nom. » Husson (2) l'affirme également : « Le nom d'*Hôpital du Roule*, qui lui avait été donné sous la Révolution, fut remplacé sous l'administration du conseil général par celui d'*Hôpital Beaujon.* » Nous n'avons trouvé aucun décret ordonnant ce changement de nom, mais nous citons plus loin, spécialement au chapitre administratif et aux documents plusieurs pièces du temps de la Révolution en tête desquelles se trouve le titre, non pas de « *Hôpital* », mais de HOSPICE *du Roule* (3). » — Donc l'établissement dont nous faisons l'histoire a porté successivement trois noms : Hospice Beaujon (1785-95), Hospice du Roule (1795-1803), Hôpital Beaujon, ce dernier qu'il conserve encore.

Les quatre maisons hospitalières pour des femmes malades qui venaient d'être supprimées par la Convention faisaient, il est vrai, un service assez restreint. Ces quatre maisons, possédant de forts revenus (rue Mouffetard, 33,763 livres ; place Royale, 23,480 livres; La Roquette, 31,557 livres), ne contenaient que cent quatre lits pour leur totalité (4). De plus,

(1) *Loco citato.*

(2) *Étude sur les hôpitaux*, par Armand Husson (1862).

(3) C'est également sous le nom d'*Hospice du Roule* que le désigne l'*Almanach national* chaque année jusqu'en 1803. Le nom d'*Hôpital du Roule* a été employé non pas sous la Révolution, mais en 1815, pour désigner un hôpital temporaire établi en dehors de l'hôpital Beaujon lui-même, au moment de l'invasion et du typhus. (Voir le rapport de Larochefoucauld-Liancourt.)

(4) *Rapport à l'Assemblée nationale.* (Voir la *réimpression de l'ancien Moniteur* du 24 septembre 1790.)

l'hospitalité n'était gratuite qu'aux Hospitalières de la place Royale. Malgré cela, il est permis de dire que la Convention n'a pas su remplacer ce qu'elle supprimait : si utile que soit la création d'hôpitaux pour les maladies aiguës, elle n'est d'aucun secours à des incurables, et la suppression des Hospitalières a fermé des lieux de retraite à des malades qui, actuellement, encombrent indéfiniment les services des hôpitaux proprement dits, au grand détriment des malades susceptibles d'être traités, qui attendent à la porte leur tour de passage.

La transformation de l'hospice en hôpital demandait un aménagement nouveau. On plaça au rez-de-chaussée : sur la face de devant, l'agent de surveillance et les employés; par derrière, avec vue sur le jardin, deux salles pour les convalescents et convalescentes; sur la cour, la cuisine, un réfectoire, la buanderie, le bureau de réception. — Au premier étage : les salles de femmes, la pharmacie et la lingerie; — Au deuxième : les salles pour les hommes; — Au troisième : deux petites salles supplémentaires. Quant aux services accessoires (étendoir, salle des morts, magasins, etc.,) il furent établis sur le côté du jardin et en dehors des bâtiments hospitaliers (1).

En outre, dans une propriété attenante se trouvait une maison que Beaujon avait lui-même donnée en location aux nommés Lebreton et Cossoneau pour une période de cinquante années, à charge par eux d'en payer le loyer à l'hôpital (2). En 1830, le bail était expiré, et l'hôpital

(1) *Rapport au Conseil général des hospices (an XI).*
(2) Bail par devant Griveau, notaire à Paris. En voir mention dans le

rentrait en possession de la propriété. Comme, d'autre part, les bâtiments occupés par la communauté des Sœurs menaçaient ruine, la communauté fut transportée dans cette maison; elle a été démolie récemment. On avait construit un nouveau bâtiment pour les Sœurs en 1808.

La chapelle Saint-Nicolas appartint dès l'origine à l'orphelinat, et a été décrite par Dulaure (1).

« Cet édifice, construit vers 1780, sur les dessins du sieur Girardin, architecte, aux frais de Nicolas Beaujon, receveur général des finances, est, dans sa petitesse, un chef-d'œuvre de goût et vient à l'appui de ce que j'ai dit sur les progrès de l'architecture qui, sortie de la barbarie du règne précédent, ne parut alors qu'avec plus d'éclat.

« Le portail est beau par sa simplicité et l'heureuse harmonie de ses parties. Deux rangs de colonnes isolées séparent la nef de deux galeries latérales, dont les murs représentent des niches élevées sur un stylobate. La voûte est décorée de caissons. La lumière descend dans cette nef par une lanterne carrée.

« A l'extrémité de cette nef est une rotonde entourée de colonnes corinthiennes isolées, et qui reçoit le jour d'en haut. Cette manière d'éclairer l'architecture lui est très favorable.

« Cette chapelle est dédiée à saint Nicolas, patron de son fondateur. »

Enclose pour ainsi dire dans la propriété qu'habitait Nicolas Beaujon, la chapelle se trouvait séparée de l'hospice

rapport des commissaires Lemit et Concedieu, aux documents. Archives nationales. F 15 269.

(1) *Loco citato.*

par la rue du faubourg du Roule, aujourd'hui faubourg Saint-Honoré. Très suffisante au service de l'orphelinat institué par le fondateur, elle devint impropre au service de l'établissement dès qu'il eût été transformé en hôpital de malades. En effet, parmi les malades qui meurent dans les hôpitaux, beaucoup n'ont point de cercueil. Transporter leurs corps à la chapelle en traversant la rue était impossible; il fallut aménager une petite chapelle funéraire dans l'intérieur même des bâtiments hospitaliers. D'abord établie au premier étage, sur l'emplacement qu'occupe aujourd'hui la salle Beaujon, cette chapelle provisoire fut transférée au rez-de-chaussée en 1818. Ce n'est qu'en 1869 que fut commencée la chapelle définitive. Terminée en 1872, cette construction, due à l'architecte Théodore Labrouste, est située en arrière des bâtiments de l'hôpital, en avant de la salle des morts, ce qui permet un service régulier et facile.

Quant à Saint-Nicolas, le local en fut d'abord donné à loyer à la paroisse Saint-Philippe du Roule, à laquelle il servit d'annexe; puis vendu à Balzac, qui habitait déjà les bâtiments attenants, ancienne propriété de Nicolas Beaujon, et qui communiquait avec la chapelle par une porte intérieure dont Beaujon s'était réservé l'usage.

Balzac la fit démolir, ne conservant que le chœur, qui existe encore et dont on voit le dôme à la hauteur du n° 22 de la rue Balzac. Au même numéro, sur la droite en regardant ce dôme, on voit passer les chapiteaux des huit colonnes qui bordaient la nef et qui ont été rangées contre ce mur au moment de la démolition. La place où était la façade est occupée par un pavillon genre Renaissance, qui n'a jamais été habité; construit par le baron Mischek (?), gendre de Mme de Balzac, il communique avec le chœur de l'ancienne chapelle, destiné à ce moment à servir de cabinet d'histoire naturelle (1).

Revenons aux bâtiments hospitaliers. Un hôpital de 80 lits est assurément peu de choses dans une ville comme Paris; aussi, dès l'origine, s'ingénia-t-on à en augmenter le nombre. Nous voyons le chiffre des lits porté successivement à 120 en 1803 et à 140 en 1816; pour arriver à ce résultat, on avait concentré au rez-de-chaussée les divers services épars au début dans la maison, ce qui avait permis l'ouverture de nouvelles salles. Mais là il fallut s'arrêter, les immeubles ne permettaient pas une extension plus grande, ils étaient même déja trop étroits. D'autre part, cependant, le mouvement des malades devenait tous les jours plus considérable; pour suffire aux plus pressantes demandes, aux seules entrées urgentes, il fallait sans cesse placer des lits de sangle en supplément dans les salles (2). Un tel état d'encombre-

(1) Les restes de la chapelle Saint-Nicolas et les habitations attenantes appartiennent actuellement à Mme la baronne Salomon de Rothschild, qui a bien voulu nous autoriser à les visiter. Nous avons eu ainsi la fortune de voir la maison habitée par Balzac : elle est composée d'un rez-de-chaussée, d'un étage et de combles. Le rez-de-chaussée seul est curieux : des vases contenant des gerbes de fleurs sont sculptés au-dessus des sept fenêtres qui, toutes, donnent sur la cour; les mêmes vases de fleurs sont répétés en remarquables panneaux de bois sculptés dans le salon à trois fenêtres; le reste se compose d'une affreuse salle à manger, d'un cabinet de bains minuscule, mais entièrement tapissé de marbre avec sculptures encastrées, et de deux pièces sans fenêtres, éclairées d'en haut par une lanterne d'où le jour tombe directement, menaçant ruine, lézardées soutenues à grand renfort de poutres, et qui furent habitées dans ce triste état par Mme de Balzac, à qui elles servaient de petits salons.

(2) Voir les comptes moraux et administratifs des années correspondantes, que M. Léon Brièle, archiviste de l'Assistance publique, nous a obligeamment communiqués.

ment ne pouvait durer. C'est à ce moment que les constructions de l'hôpital ont été graduellement accrues. Sur un côté de la façade, l'Assistance publique achète une maison voisine (1); le transport dans cette maison des logements de l'agent, des sœurs, de l'aumônier, du médecin et du chirurgien, des filles de service, permet d'ouvrir cinq belles salles. A la suite de ces agrandissements le chiffre des lits s'élève, en 1821, à 153; deux ans plus tard à 160, en 1828 à 166.

Les projets de l'administration ne s'arrêtaient pas là. Des plans furent mis à l'étude : le plan adopté portait construction sur les terrains laissés en arrière du bâtiment construit par Girardin, de quatre pavillons isolés rejoints par des galeries de communication. La construction de ces pavillons devait élever le nombre des lits à 400. En 1837 on termine le premier pavillon; l'année suivante deux autres; en 1840 le quatrième. Ces constructions avaient coûté 235,000 francs, plus 7,000 francs pour travaux de terrassement et 17,000 pour divers aménagements nécessaires. Elles permettent de rajouter à l'hôpital Beaujon 108 lits en 1819, ce qui, avec 146 lits qu'on ajoutait en même temps à l'hôpital Necker, compensait la perte de 264 lits que faisait l'Hôtel-Dieu par suite de l'installation du quai Dupuytren. En 1840, dans l'ensemble des salles, on peut encore ajouter 22 lits à Beaujon; en 1841, 50 autres dans le quatrième pavillon récemment terminé; en 1844, on installe 12 berceaux d'enfant; en 1847, 7 nouveaux lits pour la création d'un service de nourrices et de berceaux pour y

(1) La maison Joly, qui fut réunie à l'hôpital au 1er juillet 1820.

recevoir les enfants avec leurs mères malades; et deux ans après, 19 nouveaux lits dont 11 dans le service de nourrices.

En jetant les yeux sur l'état hospitalier de Paris, on voit cette période de onze années (1837-49) présenter une augmentation totale de 1013 lits dans les hôpitaux : l'hôpital Beaujon y a contribué pour une forte part, puisqu'il s'est à lui seul accru de 218 lits. A cette date de 1849, il a atteint le chiffre de 384 lits.

Dès l'achèvement du quatrième pavillon, rien au point de vue des constructions n'eut plus été à désirer, si le service indispensable des bains eut été achevé en même temps. En effet, cet hôpital d'environ 400 lits en était encore au service balnéaire établi par Girardin pour vingt-quatre enfants. Des cloisons établies depuis ne l'avaient modifié que d'une façon toujours insuffisante. Il fallut des réclamations constantes; et, ce n'est qu'en 1845, alors que les constructions hospitalières étaient déjà terminées depuis cinq ans, que ce service put être livré aux malades.

Le mouvement étant toujours considérable et la population très dense, on eut alors l'idée d'une modification dont on s'est beaucoup félicité au point de vue pratique, mais que nous ne saurions trop déplorer au point de vue artistique. A chacun des deux corps de bâtiments construits par Girardin sur les côtés de la cour carrée on accola un bâtiment qui doubla le premier; le doublement de l'aile gauche fut terminé en 1846, le doublement de l'aile droite exécuté en 1869. Ces doublements permirent d'étendre la façade sur la rue, et dans cette façade élargie, de placer, en 1858 à gauche, le bâtiment des employés, en 1869 à droite, a communauté. On atteignit ainsi le chiffre de 438 lits, retombé depuis à 430, à 410, enfin remonté à 422; et la façade de l'hospice primitif reste aujourd'hui défigurée.

Cette série de transformations permet de se figurer l'hôpital actuel dans l'état suivant :

Si l'on se place dans la rue du Faubourg Saint-Honoré et qu'on regarde la façade, on a devant soi, de chaque côté de la porte-cochère, des salles de consultations; le reste, dont une partie cherche à imiter le style Louis XVI, tandis que l'autre est franchement moderne contient, à droite la communauté des religieuses, à gauche le logement de l'économe.

Si l'on entre dans la cour on a en face, dans le pavillon de l'horloge, la salle de garde, le vestiaire des médecins, des réfectoires d'élèves et d'employés, et, en seconde ligne, les cuisines de ces réfectoires et la lingerie générale.

A gauche, la cuisine générale et ses dépendances. A droite, la salle des entrées, les cabinets du directeur et de l'économe, la salle des archives, la pharmacie. Voilà pour le rez-de-chaussée.

Les étages au-dessus contiennent, à peu près tous, des malades, sauf dans le bâtiment de la communauté à droite, et dans celui de l'économe à gauche, qui loge des employés. Le dortoir du personnel est au troisième étage du pavillon de l'Horloge. Le bâtiment de l'aile gauche ne contient que des hommes, ceux de l'aile droite et de l'Horloge des hommes et des femmes.

Arrivons aux quatre pavillons modernes placés aux angles du quadrilatère que forment les galeries. Ils sont uniquement destinés aux malades : les femmes sont dans les deux pavillons situés à droite; les hommes dans ceux situés à gauche.

En arrière de la partie médiane du quadrilatère des galeries se trouvent les bains, avec le grand réservoir et la machine à vapeur que ce service comporte. Derrière les bains la chapelle et, derrière celle-ci, le bâtiment des morts. A droite de la chapelle, le bâtiment des élèves; à droite du bâtiment des morts, la buanderie. Quant aux quelques bâtiments qu'on observe sur la gauche, ils sont inoccupés et hors d'usage.

CHAPITRE III

FINANCES. — SERVICE INTÉRIEUR. — ADMINISTRATION.

SOMMAIRE. — I. *Régime de l'acte de fondation* (1785-1791). Chiffre exact des richesses de l'orphelinat au début de la fondation. — En réalité il ne touche pas toutes les donations. — Administrateurs : le président de Lamoignon, son fils; les curés du Roule. Charfoulot et Séjournée; Balan et la Sœur Rose Maupetit. — Comptes de l'orphelinat jusqu'à la démission de Séjournée. — II. *Régime révolutionnaire* (1795-1801). Les citoyens Loyer et Mercy. — Les biens des maisons de charité sont déclarés nationaux. — MM. Bonat et Maré. — Impuissance de l'administration des hôpitaux —Cinq compagnies d'entrepreneurs. — III. *Régime actuel* (1802). Agents de surveillance : Mme Chamoin, MM. Génois, Laroche. — Directeurs : MM. Hanosset, Colin, Dailland, Courty, Joly. — État des finances successivement pendant chacune de ces surveillances ou directions. — État actuel.

Prenant la fondation au début, traçons sa situation pécunaire, sa situation administrative.

Les dotations pécunaires ont été faites par trois voies différentes, savoir : dans l'acte de fondation, dans des actes postérieurs, dans le testament.

1° L'acte de fondation donne vingt-cinq mille livres de rente (1).

(1) Au capital de 625,000 livres à 4 0/0 sur les aides et gabelles (6 août 1785) voir cet acte au chapitre II.

2° Les actes postérieurs y ajoutent : d'une part trois mille livres de rente (1), — d'autre part, douze cents livres de rentes par paiement annuel à l'hospice du prix d'une maison louée avec bail de cinquante années (2); ce qui fait un total de *vingt-neuf mille deux cents livres de rente* (3).

3° Le testament ajoute à ces rentes deux sommes : l'une de cent mille livres avec laquelle l'exécuteur testamentaire est chargé d'accroître les revenus de l'hospice ; — la seconde de cent cinquante mille livres qui ne reviendra à l'établissement qu'après la mort de deux époux usufruitiers (4).

Les Administrateurs sont : le président de Lamoignon, et l'abbé Charfoulot par sa situation même de Curé du Roule. Aucun des deux ne réside dans l'établissement, et le service intérieur est dirigé par la Sœur Rose Maupetit, supérieure des cinq Sœurs de la charité qui se le partagent.

Au 1er août 1787, l'abbé Charfoulot est remplacé par l'abbé Séjournée, nouveau Curé du Roule, qui continue à administrer conjointement avec le président de Lamoignon. La gestion du président de Lamoignon fut marquée par l'emprunt qu'il fit à la caisse de la somme de vingt mille livres, alors qu'il avait pour collègue l'abbé Char-

(1) Egalement constituées sur les aides et gabelles le 6 décembre 1785.

(2) Bail emphitéotique à Lebreton et Cossoneau pour cinquante années de terrains et bâtiments qui reviendront plus tard à l'hôpital, et pour lesquels ils paieront audit hôpital 1200 livres par an. Par devant maître Griveau, notaire à Paris, étude de Me Martin Deslandes.

(3) Et non pas vingt-mille ni vingt-cinq mille comme l'avancent le Dictionnaire Larousse et la biographie Michaud.

(4) Voir aux documents, dans les extraits du testament, le legs à M. et Mme Dulys. Nous ne citons pas les trois cents mille livres que les héritiers pouvaient à volonté employer ou en faveur de l'établissement dont nous parlons ou pour une autre fondation charitable, et qui, par conséquent, ne sont pas un don direct à l'hospice Beaujon.

foulot. Il rendit huit mille livres sur cette somme en 1787, paya cent livres d'intérêt; le complément du capital fut restitué par son fils et sa veuve en 1790, sur un billet du père déposé dans la caisse (1). Le président mort, il est remplacé par son fils, dont on n'a de nouvelles que jusqu'au 12 juillet 1790, date à partir de laquelle il paraît avoir émigré.

La dynastie des Lamoignon ayant ainsi disparu, l'abbé Séjournée reste seul pour administrer avec la sœur Rose Maupetit, dont la situation s'élève et qui devient directrice conjointement avec le Curé du Roule. Cette Sœur, douée de qualités diverses, d'une instruction étendue et d'une grande activité, remplissait d'une façon remarquable et simultanément les fonctions de supérieure de la communauté, d'économe de l'hospice et d'institutrice pour les petites filles. Elle était seule pour cet emploi d'institutrice; pour les garçons il y avait deux instituteurs, Mennequin frères. Le service intérieur était fait par cinq Sœurs de la Charité, outre la supérieure. La direction de la sœur Maupetit est le précédent qui autorisa la gestion de l'hôpital, jusqu'en 1813, par une femme seule à l'exclusion de tout homme.

Dans cette première période, depuis l'origine jusqu'à la transformation en hôpital pour des malades, les finances sont dans l'état effectif que voici :

L'hospice, qui devait jouir des revenus que nous avons indiqués, ne touche d'abord chaque année que 28,000 liv.; en effet, les époux Dulys ne sont point morts, les autres legs n'ont point encore été payés, et le paiement du bail

(1) Voir aux documents la déclaration de Séjournée aux commissaires du département.

emphitéotique est arriéré. Malgré cela, il n'y a aucune dette, bien au contraire; d'ailleurs un peu plus tard le bail est soldé par paiements d'arriérés et l'hospice reçoit une donation de Louis XVI (1).

En 1791, trois Sœurs se refusent au serment et quittent la maison. Les trois autres (2) restent, et parmi elles la sœur Maupetit qui ne veut pas abandonner les enfants confiés à ses soins.

Plus tard seulement, lorsque la République eut aboli les dignités ecclésiastiques et déclaré l'inaptitude des religieux à l'éducation, la directrice et ses deux compagnes, ainsi que l'abbé Séjournée et les deux instituteurs, durent se retirer. La Section, en acceptant leurs démissions, pria cependant ces personnes de continuer leur service jusqu'à ce qu'il eût été pourvu à leur remplacement. Cette situation intermédiaire se prolongea outre mesure : dans une courte lettre du 5 vendémiaire an III de la République, « la citoyenne Maupetit » demande qu'on la remplace promptement, ainsi que ses deux compagnes, « parce qu'elles ne peuvent plus contenir les enfants (3). » Du 17 thermidor (pas de chiffre d'année) existe une communication des administrateurs du département de Paris aux citoyens représentants du peuple composant le Comité de salut public les priant de rectifier le plut tôt possible la situation des

(1) Voir aux documents une pièce du temps de la Révolution, inédite et non encore communiquée. Archives nationales, F [15] 269 (« en dons du ci-devant gouvernement, en plusieurs fois, dont la première a été le 10 août 1787, 7,916 livres 10 sols. »)

(2) Rose Maupetit, Anne-Marie Besombes, Antoinette Sirot. (Voir aux documents.)

(3) L'original de cette lettre existe aux Archives Nationales, Cote F [15] 269.

employés de l'hospice Beaujon (1). Quant à l'abbé Séjournée, la frayeur lui a fait perdre tout respect de lui-même, il a hâte de disparaître ; dans une lettre au Comité du salut public (2), il demande qu'on le remplace à l'hôpital Beaujon en vertu des lois qui excluent tout ministre d'un culte quelconque de l'instruction publique. Il dit que, ses comptes étant rendus à la satisfaction générale, il s'est établi et marié à Lille ; on lui avait fait espérer qu'il serait remplacé plus tôt. La lettre se termine par ces mots :

« Vous rendrez un époux à son épouse et un négotiant à son commerce.

« Salut et fraternité,

« Séjournée,

« *Administrateur de l'hospice Beaujon, au Roule, n°* 114. »

A partir du 1er avril 1793, Séjournée se serait déjà adjoint un second Administrateur : en effet, sur le registre des titres et délibérations de l'hospice se trouvait, dit le rapport des commissaires du département, une invitation au citoyen Balan, d'administrer conjointement avec Séjournée et l'acceptation de ce dernier à la date du 1er avril 1793. Nous avons retrouvé les comptes exacts de l'orphelinat depuis le début de sa fondation jusqu'au moment de la démission de Séjournée et de la sœur Maupetit, nous ne pouvons mieux faire que de les reproduire intégralement. Le rapport dit : (3)

(1) Archives nationales, F 15 269. Inédit.

(2) Lettre du citoyen Séjournée, ci-devant Curé du Roule, portant deux cachets du Comité de salut public à la date du 26 thermidor, dont l'un avec le mot « approuvé ». Voir l'original aux Archives Nationales, F 15 269.

(3) Rapport des commissaires du département de Paris des 29 germinal et 3 floréal an II. Archives Nationales, F 15 269.

Recette. « Le dit cit. Séjournée nous a présenté l'état de la *recette* des revenus depuis le commencement de la fondation. Il en résulte qu'il a été reçu :

Pour les six derniers mois 1784 la somme de.	12,500 l.
Pour l'année 1785.	28,000
— 1786.	28,000
— 1787.	28,000
— 1788.	28,000
— 1789.	28,000
— 1790.	28,000
— 1791.	28,000
— 1792.	28, 00
Sur le contrat de 25,000 seulement pour 8 mois et 21 jours de l'année 1793.	18.125
	254,625 l.

Plus le citoyen Cossoneau usufruitier du terrain attenant à l'hospice, en deux paiements de 1,800 livres et 600 livres.	2,400 l.	
En dons du ci-devant gouvernement en plusieurs fois dont la première a été le 10 août 1787	7,916 l. 10 s.	
Pour les dits intérêts du billet de Lamoignon.	1,000	
		11,216 l. 10 s.
Rapport de l'autre part.		254,625
Total général de recette.		265,941 l. 10 s.

. . . .

. . . .

Dépense. « La dite citoyenne Maupetit nous a également

mis sous les yeux le registre de la *dépense*, nous y avons vu que le 3 décembre 1785 il a été arrêté par Lamoignon et Charfoulot, Administrateurs à . 1,644 l. 16 s. 3 d.

Le 2 janvier 1786 à.	722	4	6
Le 18 mars suivant à.	1,955	9	6
Le 20 mai même année à.	2,134	6	6
Le 5 juillet à.	1,521	1	»
Le 10 août à.	2,266	3	»
Le 3 décembre audit à.	4,952	19	6
Le 15 juin 1787.	14,918	12	3
Le 4 décembre 1787 par le dit Lamoignon et le dit citoyen Séjournée à.	13,545	18	4
Le 11 mars 1790 par Lamoignon fils et le dit Séjournée à.	49,205	1	»
	97,377 l.	2 s.	7 d.
Le 1er avril 1792 par le citoyen Séjournée.	46,830	8	2
Le 31 décembre à.	28,393	12	»
Le 31 mars 1793 à.	5,628	»	»
Le 17 juillet 1793 par Deballand, neveu de Beaujon et le citoyen Séjournée.	17,502	12	»
Le 2 brumaire dernier à.	11,078	»	»
Le 21 nivôse.	10,639	»	6
et le 6 germinal par le dit citoyen Séjournée.	8,913	13	»
	226,362 l.	8 s.	3 d.
La recette dont l'état est des autres parts	255,941 l.	10 s.	»
La dépense ci-dessus.	226,362 l.	8	3
La recette excède la dépense. . .	39,579 l.	1 s.	9 d.

Par acte passé devant Girard le 10 janvier 1786, l'administration a fondé à perpétuité trois places d'élèves dans trois genres à l'école de dessin.	2,250 l. » »
Et le 15 février 1786 par acte devant ledit Girard, notaire à Paris, Alexandre-Joseph Deschamps a transporté à la dite administration moyennant 1,830 livres prix réel, trois autres places pour trois genres à ladite école, fondées par un autre acte devant ledit Girard du 10 janvier 1786.	1,830 » »
	4,080 l. 1 s. 9 d.
Il a été payé aux receveurs des rentes de l'hospice pour le salaire depuis le commencement de l'établissement 713 livres en deux fois : la première 650 livres et la seconde lors du changement des paiements au payeur 63 livres.	713 » »
	4,793 l. 1 s. 9 d.

. . . .

par la perte des intérêts décroissant des premiers assignats, la recette excède définitivement la dépense de.	34,753 l. 13 s. »
A quoi ajoutant 1,200 livres que le citoyen Séjournée a reçus de ladite veuve Lamoignon pour l'année 1787, dès 1,200 livres dus par le citoyen	

Cossoneau qui les avait payés à Lamoignon, son mari, ci. . . . . 1,200 » »

Il reste net. . . . . 35,953 l. 15 s. »

« Laquelle somme se trouve aux mains de la citoyenne Maupetit qui en rendra compte. . . . .

« Ledit citoyen Séjournée nous a encore mis sous les yeux un registre intitulé registre des titres et délibérations de l'hospice . . . .

. . . . . Portant invitation audit citoyen Balan d'administrer avec ledit citoyen Séjournée, signé de ce dernier et dudit citoyen Balan pour l'acceptation à la date du 1er avril 1793. ». . . . .

. . . . . « Bail du citoyen Cossoneau du 1er juillet 1788..... d'où il résulte que jusques et y compris ce jour 3 floréal il doit la somme de. . . . . 6,973 l. 6 s. 8 d.

. . . .

. . . . . « La maison se trouve avoir d'après le détail ci-dessus environ 50,000 livres en avance. . . . .

« Nous croyons de notre devoir de déclarer que nous n'avons vu, jusqu'à présent, aucun hôpital ou hospice administré, entretenu et servi comme celui de Beaujon; nous ne pouvons que regretter que ceux aux soins desquels il a été confié jusqu'à présent se trouvent dans la nécessité de partir..., etc...

« *Signé* : Séjournée, Maupetit, Mercy, Besombes,
« Concedieu, Lemit, Sirot, Petit. »

Les lois nouvelles ayant entièrement désorganisé l'administration de l'hospice Beaujon, le Bureau des hôpitaux réglemente, par un acte spécial, la situation de cette maison à l'avenir, le mode de nomination de ses Administrateurs, etc., et nomme deux nouveaux Administrateurs en remplacement de Séjournée. A cette époque, on ne pensait point encore à transformer l'orphelinat en hôpital pour des malades.

BUREAU DES HOPITAUX ET PRISONS

Département de Paris (1).

Du 17 thermidor, l'an IIe de la république française, une et indivisible.

« Vu par le département le procès-verbal dressé par les citoyens Administrateurs, ses commissaires à l'hospice Beaujon, de concert avec les commissaires nommés par la section de la république, et en leur présence, le 23 germinal et le 3 floréal dernier. Vu pareillement le rapport et compte-rendu par les deux commissaires du département, etc.

« Attendu enfin la retraite de ses fonctionnaires utiles nécessitée par la loi qui exclue les cy-devant Religieux et Religieuses, etc...

« Le département arrête que les fonctions d'Administrateurs confiées ci-devant, et selon l'acte de fondation, aux citoyens Curés de la paroisse du Roule, et aux Lamoignon de siècle en siècle, le seront désormais par (*sic*) les citoyens que le département aura nommés conformément à l'art. 2 de la section 3 de la loi du 22 décembre 1789.

« Qu'en exécution de l'art. 3 du titre Ier de la loi du 18 août 1792 il sera pourvu au remplacement des institu-

(1) Pièce inédite non communiquée. Conservée aux Archives nationales, F [15] 269, porte le cachet du Comité de salut public.

trices cy-devant attachées à la congrégation des Sœurs dites de la Charité, etc...

« Et attendu la retraite motivée du citoyen cy-devant curé de la paroisse du Roule, l'extinction des familles Lamoignon, et la nécessité urgente de pourvoir, selon la loi, au remplacement de ses Administrateurs :

« Le département nomme, pour administrer provisoirement l'hospice Baujon, le citoyen *Loyer*, cy-devant administrateur, membre du département de Paris, et dont la commission a eu lieu de connaître le patriotisme et les vertus.

« Nomme pareillement pour administrer provisoirement aux mêmes titre et fonctions que le précédent, et en remplacement du citoyen cy-devant curé du Roule, le citoyen *Mercy*, citoyen domicilié dans la section de la République.

« Se réservant le département de faire valoir auprès de la commission des secours publics, à laquelle le tout doit être envoyé pour le 1er vendémiaire prochain les demandes des citoyennes Maupetit,... etc. Ainsi que les services des citoyens Perrin et Le Maître à l'effet d'en obtenir l'indemnité qu'ils demandent et qu'il paraît juste de leur accorder.

« Le présent arrêté sera envoyé au Comité de salut public pour en être approuvé s'il y a lieu.

« *Signé* : Lemite, Reverdy, Garnier et Maillard. »

La situation administrative de l'hospice paraissait établie, par l'acte précédent, d'une façon définitive. L'avenir cependant ne confirma pas de telles espérances; peu après, l'établissement fut supprimé puis remplacé par un hôpital de malades et la direction des citoyens Loyer et Mercy n'a laissé aucun souvenir. La Révolution, d'ailleurs, en éclatant, bouleversa non seulement l'administration mais les finances de l'hospice : les opulentes dotations laissées par le fondateur furent entraînées dans la débâcle générale. Les efforts faits par le gouvernement pour centraliser, unifier l'administration des maisons de charité amenèrent, pendant plusieurs années, un indescriptible chaos. Déjà, en 1791, l'annonce du projet de décret pour déclarer nationaux les biens des hôpitaux de charité occasionne, en se répandant dans les provinces, la plus grande sensation (1); on craint qu'une telle mesure n'amène la cessation des dons particuliers et dotations; a-t-on bien le droit, du reste, d'appliquer d'anciennes dotations à des usages autres que ceux auxquels les ont destinés les donateurs? Malgré des avertissements et des réclamations répétés, le 15 juillet 1794 la Convention déclare nationaux l'actif et le passif des hôpitaux et autres établissements de bienfaisance. A cette date donc, les maisons de bienfaisance cessent d'avoir des revenus, elles n'ont plus que des dépenses, auxquelles il doit être pourvu par une administration centrale. — Cette mesure n'est pas définitive : le 7 octobre 1796, sur une proposition de Rallier, le Conseil des anciens rend aux hôpitaux leurs propriétés immobilières : beaucoup, par malheur, avaient été vendues et ne furent pas remplacées. — Cette série de mesures impopulaires, ces changements continuels, ce peu de respect de la propriété épuisèrent le crédit, il fallut recourir à celui de quelques particuliers (2). L'administration des hôpitaux était alors dans un tel état de désordre que le ministre la considère comme « impuissante à opérer aucun bien et à

(1) Voir la réimpression de l'*ancien Moniteur*, 11 février 91.
(2) Arrêté du ministre de l'intérieur du 27 février 1799.

assurer le service des pauvres » ; en conséquence, il accepte les soumissions de cinq compagnies d'entrepreneurs.

Les entrepreneurs, n'ayant pas en vue le bien des pauvres recherché par les fondateurs particuliers, d'autre part n'étant soumis à aucune règle uniforme, se montrèrent fort exigeants; ces entreprises durèrent jusqu'au 22 mars 1802. En 1801 le comte Frochot avait dressé un projet de réforme : Son adoption créa le Conseil général et la Commission administrative. C'est le « système paternel », qui existe encore aujourd'hui; il allait avoir fort à faire pour redresser la fortune des pauvres.

« En comparant, dit le baron Dupin (1), l'état actuel des hôpitaux avec leur état ancien, on voit que la dotation des hôpitaux est fort inférieure à ce qu'elle était autrefois, malgré tant de débris ramassés de toute part pour en combler le déficit. Quant à l'administration, ces lois, ces nombreux règlements que nous avons cités, n'ont fait à peu près que remettre en vigueur les principales dispositions des anciens édits. »

Les quelques mois qu'a vécus l'orphelinat Beaujon après la démission de l'abbé Séjourné et sous la direction des citoyens Loyer et Mercy restent obscurs au point de vue financier.

Pour la période suivante, allant depuis la transformation en hôpital de malades jusqu'à l'inauguration du système administratif actuel, c'est-à-dire pendant les années 1795 à 1802, voici les renseignements incomplets que nous avons pu nous procurer :

(1) *Histoire de l'administration des secours publics*. Paris, 1821 in-8°.

A la date du 10 nivôse an IV (1796), il existe un directeur-économe du nom de Bonat, un médecin, un chirurgien, un pharmacien, deux internes; il y a quatorze employés nourris (neuf infirmières, une cuisinière, une fille de service, trois garçons de service) et sept non-nourris (un commis aux entrées, une surveillante-lingère, une infirmière en chef, une fille ouvrière en linge, un jardinier, un portier, une fille de cuisine) (1), soit en tout vingt-sept personnes attachées à l'hôpital.

En frimaire an VIII (1800), un nommé Marc est porté comme économe (2) et est sans doute aussi directeur : en effet, sur l'état des employés où il est qualifié d'économe, il n'est pas fait mention d'un autre personnage pour la direction.

Voilà nos seuls renseignements sur cette période, pour laquelle nous n'avons trouvé aucun compte financier général.

Nous arrivons donc à 1802. A partir de cette date, sauf de courtes lacunes, les renseignements sont plus précis et plus faciles à recueillir (3).

De 1803 à 1813 inclus, la direction fut confiée à une femme; c'est la même femme, Mme Chamoin, qui administre pendant cette période de dix années : en 1803 sauf un con-

(1) Voir aux documents une pièce inédite et jusqu'à nous non-communiquée, copiée aux archives nationales F15 269 et donnant la liste de ces employés et le chiffre de leurs traitements.

(2) Autres pièces recueillies aux Archives nationales. (Voir à la suite des précédentes.)

(3) A partir de 1802, la plupart des renseignements financiers que nous donnons sont extraits des *Comptes moraux et administratifs*, publiés chaque année par l'Assistance publique. Nous en devons la communication à l'autorisation de M. le Directeur général, de M. Brelay, secrétaire général, et à l'inépuisable obligeance de l'archiviste M. Léon Brièle.

trôleur homme et deux hommes de peine, l'hôpital est entièrement confié à des femmes ; il y a, partageant entre elles un traitement de 10,710 francs, vingt-sept personnes attachées à l'hôpital (1), c'est le même chiffre que nous avons déjà retrouvé pour l'année 1796. — Donc, depuis l'origine de l'hôpital proprement dit (1795), jusqu'en 1802 son état s'est peu modifié et nous n'avons pas trop à regretter l'absence de documents plus complets sur cette époque. Jusqu'en 1802 les bâtiments ne furent pas entretenus, ce qui fut en 1803 l'occasion d'un surcroît de dépenses pour réparations. Dès la seconde année de sa direction (1804), il est adjoint à Mme Chamoin un économe, M. Blairon. Mme Chamoin porte le titre de « agent de surveillance. » La maison a un règlement spécial de police que le Conseil lui a donné le 16 ventôse, an X.

A cette époque, l'hôpital Beaujon ne vient pour la dépense qu'en sixième lieu, au même rang que Necker et Cochin, mais le prix de la journée est fort élevé (1 fr. 98). L'administration s'en excuse sur :

« 1° Le petit nombre des malades sur lesquels se répartissent les frais de l'administration intérieure, frais à peu près les mêmes pour un hôpital de 200 malades que pour un de 100. — 2° La somme excessive de la contribution foncière (4,479 francs), sur les dépenses que l'introduction du régime paternel a exigées en linge, mobilier et établissement d'une buanderie..... La partie du jardin qui n'est pas réservée pour les promenoirs des malades est donnée à loyer, parce que contenant beaucoup d'espaliers et d'arbres

(1) *Rapport au Conseil général des hospices, an XI.*

à fruits, il y aurait perte à faire une récolte qui ne profiterait pas aux malades. Il faut acheter tous les légumes, nouvelle cause qui fait paraître la journée plus forte que dans les maisons où les légumes se tirent des jardins qui en dépendent (1). »

Pendant les années suivantes, le prix de la journée reste au même niveau et il est toujours aussi élevé pendant cette période de 1803 à 1813. Voici les dispositions administratives spéciales à l'hôpital Beaujon, pendant cette période décennale (2) : « La destination de l'hôpital Beaujon est au plus haut nombre pour 120 individus malades, savoir :

	45	hommes malades alités.
	45	femmes —
	6	hommes convalescents.
	6	femmes —
	12	hommes blessés.
	6	femmes —
Total :	120	

« Les lits seront numérotés chacun selon la classe à laquelle ils appartiennent. » (Conseil général des hosp. 7 mars 1802.)

— « Il est absolument défendu d'intervertir la distribution portée par l'article précédent : s'il ne se présente personne pour remplir les lits assignés à chacune des classes, ils resteront vacants. » (Même arrêté, art. 2.)

— « Il sera réservé à l'hôpital Beaujon dix lits pour les

(1) *Rapports au Conseil général des hospices, an XI.*
(2) Voir le *Code administratif des hôpitaux civils.* 182.

malades qui doivent être soumis au traitement des eaux minérales artificielles de Tivoli. » (Cons. gén., 22 avril 1807.)

— « Les médecins et chirurgiens en chef des hospices feront le choix des malades susceptibles de guérison par l'usage des eaux minérales. » (*Id.*, art, 2.)

— « L'agente de surveillance de l'hôpital Beaujon enverra chaque jour par la petite poste au bureau central d'admission l'état et le numéro des lits vacants dans chacune des classes. Lors de la confection de cet état, elle réservera pour les cas prévus par l'art 2 du règlement du 4 déc. 1801 (13 frimaire an X), deux lits d'hommes malades, deux lits de femmes malades, quatre lits d'hommes blessés, deux lits de femmes blessées. Les lits des convalescents ne seront pas portés dans l'état. » (Cons. gén., 7 mars 1802.)

— « Il y a à Beaujon deux chauffoirs communs, l'un pour les hommes, l'autre pour les femmes; les convalescents et les malades qui se lèvent peuvent s'y réunir. » (*Id.*, art. 14.)

— « Les convalescents de l'hôpital Beaujon ne mangent pas dans leurs salles; ils mangent en commun au chauffoir, qui leur sert de réfectoire. » (*Id.*, art. 17.)

— « Chacune des infirmières et filles de service de l'hôpital Beaujon veille à son tour, l'une du côté des hommes, l'autre du côté des femmes. L'agente de surveillance fait des visites fréquentes pour s'assurer si les veilleuses remplissent leur devoir. » (*Id.*, art. 20.)

— « L'hôpital Beaujon sera désormais desservi par les Sœurs de Sainte-Marthe et leur organisation sera proposée au Conseil. » (Cons. gén., 20 mai 1813.)

Nous rejetons aux documents d'autres dispositions s'appliquant également à cette période décennale, mais s'appliquant simultanément à trois hôpitaux : Beaujon, Saint-Antoine, Cochin.

En 1813, les Sœurs de Sainte-Marthe entrent à l'hôpital; elles vont y rester jusqu'en 1875. Elles seront alors remplacées par les religieuses Augustines qui font encore le service actuellement.

La surveillance cesse d'être entre les mains d'une femme. Au mois d'août de cette année 1813 elle passe entre les mains de M. Gênois, ancien économe de l'hôpital Saint-Antoine qui administrera de 1813 à 1823.

Ces dates limitent nettement une nouvelle période décennale. L'agent de surveillance est un homme, mais l'économat passe entre les mains de la Supérieure de la communauté. C'est une sorte de mutation, et une femme a toujours une part importante dans l'administration de l'hôpital. Ce n'est qu'en 1842 qu'un économe sera adjoint au directeur.

Dans cette période, le prix de la journée descend graduellement à 1 fr. 50, tandis qu'il avait atteint 2 francs en 1809 et 1810; la diminution du prix du pain est la principale cause de cet allégement, et si, deux ans après, le prix de la journée remonte un peu, ce mouvement n'est dû qu'à des dépenses nécessaires en objets mobiliers.

En 1824, M. Laroche devient « agent de surveillance » et est remplacé, en 1836, par M. Hanosset qui prend, pour la première fois à cet hôpital, le nom de « directeur » qui ne devait plus être quitté. Nous avons dit qu'en 1842 lui fut adjoint un économe : MM. Cousin (1842), Martouillet (1846), Gobert (1847), Brezin (1848), se succèdent dans cet emploi pendant sa direction.

Sous la surveillance de M. Laroche (1824-35), malgré

l'accroissement du chiffre de la dépense générale, qui tient à l'augmentation du nombre de lits, le prix de la journée reste assez peu élevé (1 fr. 60 en moyenne). Mais sous la direction de M. Hanosset (1836-52), le chiffre de la dépense totale devient cinq fois environ ce qu'il était en 1802, à l'origine de l'administration actuelle; c'est qu'en ce demi siècle l'hôpital a passé de 120 à 400 lits; le prix de la journée s'est aussi un peu élevé (1 fr. 74 en moyenne).

En 1844 une fondation en faveur d'ouvriers est faite à l'hôpital Beaujon. On lit dans le compte moral et financier de cette année :

« L'hôpital a été doté par la libéralité de M. Trabuchi, d'une somme de 70,000 francs qui doit être employée à l'agrandissement de l'établissement, sous la condition qu'un dortoir de 6 lits restera constamment affecté aux ouvriers fumistes malades. Ces ouvriers doivent en outre, à leur sortie, recevoir des secours, au paiement desquels M. Trabuchi affecte une rente perpétuelle de 1,000 francs. En attendant la construction nouvelle, un dortoir de l'ancien Beaujon a été disposé pour recevoir la destination spéciale indiquée par M. Trabuchi. »

De 1853 à 1864 le directeur est M. Colin. M. Dailland succède pendant un an seulement, M. Courty pendant deux ans, en 1868 commence la direction qui dure encore, de M. Joly de Montesson. L'économat est tenu par MM. Mailfaire (1853), Liron (1854), Dailland (1857), Gendrin (1859), Braux (1862), Grangent (1865), Madelaine (1868), Baudry (1870), Gallet (1871), Nicollet (1876), Faivre (1882). — Depuis 1853 on observe un accroissement graduel de la dépense totale, coïncidant d'ailleurs avec de nouveaux agrandissements de bâtiments, terminés en 1858 et 1869. Ce n'est qu'en 1871 qu'on peut remarquer une notable diminution, qui se soutient pendant cinq ans environ. Puis, en continuant à se rapprocher de l'époque actuelle, on voit les chiffres remonter peu à peu à ce qu'ils étaient en 1869, année où la dépense a été maxima. Cet accroissement ne tient pas seulement à un plus grand mouvement dans la population hospitalière, car le prix de la journée s'élève en même temps que le chiffre de la dépense totale : depuis 1854, où ce prix a atteint 2 francs, il n'est descendu que rarement au-dessous de ce chiffre ; — à partir de 1865 on ne le voit plus au-dessous de 2 fr. 50 ; — depuis 1878 il a dépassé 3 francs et tend à s'élever encore. Cette élévation, due sans doute à la diminution actuelle de la valeur représentative de l'argent n'est d'ailleurs pas spéciale à l'hôpital Beaujon : il suffit, pour s'en assurer, d'établir la moyenne du prix de la journée dans tous les hôpitaux de Paris ; on constate ainsi que le chiffre de Beaujon est le plus souvent moins élevé que le chiffre général : par exemple, en 1882, le prix de la journée est à l'hôpital en question de 3 fr. 41, et la moyenne générale des hôpitaux donne 3 fr. 60. Pour renseignement plus exact, nous avons dressé à la fin de ce chapitre un tableau des dépenses et du prix de la journée année par année.

Actuellement l'hôpital Beaujon, pour un service de 422 lits (400 lits et 22 berceaux), occupe quatre médecins, deux chirurgiens, un pharmacien ; il y a cent six employés nourris et vingt-sept non nourris.

Le système actuel, grâce à son organisation uniforme, permet une surveillance plus facile et l'état des finances, ainsi que le bon ordre du service, doivent s'en ressentir.

TABLEAU DES DÉPENSES DE L'HÔPITAL BEAUJON PAR ANNÉES, DEPUIS L'INAUGURATION DU SYSTÈME D'ADMINISTRATION ACTUEL.

ANNÉE		DÉPENSE TOTALE	PRIX DE LA JOURNÉE
—		—	—
		Surveillance de Mme Chamoin (120 lits).	
1802		60.076,47	1,08
1803		55.467,48	1,87
1804		58.645,40	1,01
1805		66.074,72	1,89
1806		86.143,01	1,81
1807		71.285,74	1,84
1808		78.440,01	1,03
1809		81.247,44	2,02
1810		89.406,05	2,02
1811		n'existent pas	
1812		—	
1813		—	
		Surveillance de M. Génois.	
1814		76.332,00	1,71
1815		n'existent pas	
1816	(140 lits)	—	
1817		89.490,18	1,74
1818		n'existe pas	1,66
1819		85.018,46	1,86
1820		72.200,00	1,50
1821	(153 lits)	78.3[illegible]7,03	1,58
1822		98.823,89	1,76
1823	(160 lits)	n'existe pas	
		Surveillance de M. Laroche.	
1824		n'existent pas	
1825		—	
1826		—	
1827		100.700,48	1,61
1828	(166 lits)	n'existe pas	
1829		122.111,05	1,71
1830		122.278,68	1,74

ANNÉE		DÉPENSE TOTALE	PRIX DE LA JOURNÉE
1831		manquent	
1832		—	
1833		112.484,62	1,46
1834		122.061,60	1,53
1835		119.960,48	1,54

Direction de M. Hanosset.

ANNÉE		DÉPENSE TOTALE	PRIX DE LA JOURNÉE
1836		131.700 »	1,65
1837		136.611,53	1,65
1838		147.759,24	1,66
1839	(274 lits)	184.452,93	1,64
1840	(296 lits)	217.241,76	1,70
1841	(346 lits)	229.651,58	1,73
1842		260.861,28	1,85
1843		n'existe pas	1,76
1844	(358 lits)	249.056,61	1,71
1845		247.237,54	1,75
1846		256.955,72	1,81
1847	(365 lits)	290.100,10	1,97
1848		n'existe pas	1,87
1849	(384 lits)	299.362,68	1,93
1850		256.805,56	1,73
1851		278.708,69	1,72
1852		312.084,25	1,75

Direction de M. Colin.

ANNÉE		DÉPENSE TOTALE	PRIX DE LA JOURNÉE
1853		318.271,35	1,87
1854		322.032,01	2,01
1855		352.870,92	2,11
1856		n'existe pas	
1857		342.711,13	2,17
1858		390.071,30	1,95
1859		n'existent pas	
1860		—	2,12
1861		354.225,09	2,28
1862	(410 lits)	n'existent pas	
1863		—	
1864		339.974,54	2,11

Direction de M. Dailland.

ANNÉE	DÉPENSE TOTALE	PRIX DE LA JOURNÉE
1865	390.408,96	2,59

Direction de M. Courty.

ANNÉE	DÉPENSE TOTALE	PRIX DE LA JOURNÉE
1866	393,203,55	2,97
1867	379.913,76	2,71

Direction de M. Joly de Montesson.

ANNÉE	DÉPENSE TOTALE	PRIX DE LA JOURNÉE
1868 (400 lits)	374.935,04	2,50
1869	588.647,19	2,59
1870	515.868,74	2,66
1871	399,302,05	2,83
1872	413.665,21	2,70
1873 (416 lits)	414.482,88	2,90
1874	427.438,77	2,92 (1)
1875	404.674,52	2,75 (2,68)
1876	417.519,96	2,80
1877	441.002,85	2,83 (2,93)
1878	484.283,01	3,12 (3,07)
1879	481.107,10	3,09 (3,18)
1880	514.802,94	3,11 (3,27)
1881	534.205,21	3,29 (3,33)
1882	584.278,52	3,41 (3,50)

Actuellement 422 lits.

(1) Les chiffres entre parenthèses représentent la moyenne du prix de la journée dans tous les hôpitaux de Paris réunis.

CHAPITRE IV

POPULATION. — HYGIÈNE ET MORTALITÉ. — SERVICE MÉDICAL.

SOMMAIRE. — Conditions hygiéniques de l'orphelinat. — Valeur des mêmes bâtiments par l'usage hospitalier. — Accroissement de la population en 1803, en 1816, en 1821, en 1829, et de 1838 à 1849, année où le maximum est atteint. — L'hôpital pendant les années 1813, 1814, 1815 : les levées de troupes, l'invasion, le typhus, la journée du 30 mars. — Résumé par périodes décennales de la mortalité de 1803 à 1844. — Les nouveaux bâtiments : valeur hygiénique, chauffage, ventilation, etc. — Population et mortalité de 1846 à 1867. — Importance de l'hôpital pour le nombre de consultations extérieures. — 1870 : les ambulances. — Mortalité actuelle. — Tableau synoptique. — Service médical : principales figures de médecins, leurs travaux à cet hôpital.

Le présent chapitre ne prend, on le conçoit, d'intérêt véritable que du moment où nous avons à faire à un hôpital pour des malades. En effet, tant que l'hospice Beaujon fonctionne conformément aux intentions de son fondateur, le nombre restreint d'enfants qu'il contient, ainsi que leur parfait état de santé, ne prêtent pas à de longues considérations médicales.

Pour cet usage, que nous pourrions qualifier de scolaire, le bâtiment primitif était parfaitement aménagé. Tenon (1)

(1) *Mémoires sur les hôpitaux de Paris*, 1788, in-4°.

nous indique les principales dispositions se rapportant à l'hygiène,

« Chaque lit, dit-il, est composé d'une couchette en bois, avec roulettes de gaïac, d'une paillasse, d'un matelas, d'un traversin, de deux couvertures; ces lits sont sur une seule rangée en face de croisées, car il n'y en a que d'un côté.

« Dimensions de l'un de ces dortoirs :

NOMBRE DE PERSONNES	CAPACITÉ DU DORTOIR	LARGEUR	HAUTEUR	QUANTITÉ D'AIR A RESPIRER PAR PERSONNE
13	9 toises 2 pieds 6 pouces	2 t. 4 p. 6 p.	2 t. 1 p.	4 toises cubes 1/2

« A l'extrémité de chaque dortoir est un lieu d'aisance avec une seule lunette...

« A l'ouverture de cette lunette est un boisseau en cuivre; son couvercle est de pareil métal, il s'adapte juste à l'ouverture par le moyen d'une feuillure.

« La lingerie est remarquable... On trouve ici un réservoir de cent muids d'eau, rempli par la pompe à feu de Chaillot. »

Lorsque la Convention fit changer l'aménagement de cet hospice pour en faire un hôpital de malades, il put assez bien remplir sa nouvelle destination. Les descriptions du temps en font l'éloge. Dulaure note « la salubrité et la propreté qui y règnent. Il est bien aéré; les bâtiments où sont les salles des malades sont placées entre cour et jardin (1). »

L'établissement fut ouvert comme hôpital général, c'est-à-dire qu'il devait recevoir toutes les maladies médicales et chirurgicales, excepté celles de la peau et les vénériennes qui sont soignées dans les hôpitaux spéciaux. Il a toujours conservé depuis sa destination générale.

(1) *Loc. cit.*

Les salles, à une seule rangée de lits faisant face aux fenêtres, étaient d'une habitation fort agréable. En particulier, celles du pavillon de l'horloge qui furent longtemps réservées aux convalescents étaient, par l'abondante lumière qu'elles recevaient, la vue des jardins et la terrasse qui les desservait, un séjour d'un confortable tout à fait exceptionnel.

Cependant, les bâtiments latéraux n'avaient de fenêtres que d'un seul côté et, qui plus est, sur la cour, disposition qui empêchait leur aération instantanée par des courants d'air. Au deuxième étage, bien que les salles soient faites pour contenir le même nombre de personnes que celles du premier, le cubage n'est pas le même, à cause de la moindre élévation des plafonds. Enfin les combles étaient sacrifiés et ne recevaient la lumière que par d'étroites lucarnes.

« Les malades sont couchés (1) dans des lits garnis de rideaux, excepté ceux de la salle des hommes au troisième étage; mais ces lits n'ont point le ciel couvert, afin que l'air circule librement. Toutes les salles ont leurs buffets, une fontaine en cuivre étamé et sa cuvette. La chaleur est distribuée du premier au second par des récipients et des tuyaux de chaleur : on s'y est plaint quelquefois de ce qu'elle n'était pas assez forte. En général les malades, surtout ceux de la classe qu'on reçoit dans les hôpitaux, voudraient étouffer de chaleur dans un air qui ne fut jamais renouvelé. C'est aux physiciens, qui connaissent le danger de respirer un air méphitique et sans ressort, à combattre sur ce point et à vaincre les préjugés du peuple.

(1) *Rapport au Conseil général des hospices, an XI.*

« ... La mortalité a été : dans l'an IX, de 1 sur 7 1/2, dans l'an X, de 1 sur 7, dans les six premiers mois de l'an XI, de 1 sur 5 2/3. »

Quand les bâtiments des ailes ont été doublés, la valeur hygiénique des salles qui y sont situées s'est améliorée. La salle doublée reste coupée en deux par un mur dans son milieu; mais, en tenant ouvertes les portes percées dans ce mur et les fenêtres qui se font vis-à-vis, on peut obtenir une aération rapide, impossible autrefois. Les œils-de-bœuf des combles ont été remplacés par des fenêtres, donnant un plus facile accès au jour.

Jusqu'en 1803, date à laquelle le nombre des lits de l'hôpital fut porté de 80 à 120, les renseignements sur le mouvement et la population manquent entièrement. De 1803 à 1816, l'hôpital contient 120 lits à occuper et reçoit chaque année de 1300 à 1400 malades. — Bien qu'en 1816, le nombre des lits passe à 140, cependant le chiffre annuel des entrées n'augmente pas jusqu'en 1821. En cette année, le nombre des lits monte à 153, et le chiffre des entrées atteint subitement 1500, pour varier, les années suivantes, entre 1400, 1800, et même 1900. En 1820 seulement, le chiffre annuel des entrants, qui occuperont désormais 166 lits, arrive à 2,000 d'une façon définitive. Désormais ce nombre ne s'accroîtra qu'avec les constructions.

De 1805 à 1814, la mortalité se maintient à la moyenne de 1 sur 5,22 (1). En 1814 et les deux années suivantes, Paris se trouve, grâce aux levées de troupes, à l'invasion, au typhus, dans un état qui retentit sur l'hôpital

(1) Moyenne établie par les *Comptes moraux* de l'Assistance publique.

Beaujon. Laissons parler Larochefoucauld-Liancourt (1) :

« Dès 1813, les hôpitaux militaires du Val-de-Grâce et du Gros-Caillou, constamment remplis du nombre de malades qu'ils pouvaient contenir, ne pouvaient recevoir tous ceux qui s'y présentaient. L'encombrement de ces hôpitaux était dû à l'augmentation fréquente de la population militaire dans Paris, soit par une garnison plus nombreuse, soit par les levées de conscrits, dont une grande proportion se réunissait à Saint-Denis. »

... « Les troupes alliées avaient déjà franchi nos frontières sur plusieurs points... Les hôpitaux militaires des frontières furent évacués sur les hôpitaux de l'intérieur, qui furent à leur tour évacués sur Paris, qui bientôt devint l'asile réclamé par les malades de tous... L'administration militaire n'avait pu préparer aucun des moyens qui eussent facilité ces évacuations... Les blessés et les malades chargés sur des charrettes ou entassés pêle-mêle dans des bateaux... arrivaient de toutes parts, exténués par les veilles, par la fatigue, par le froid, par le fléau.

... « Mais de plus grands maux se préparaient encore. Une épidémie qui avait fait de grands ravages dans les armées ennemies avait passé le Rhin avec les nôtres... fièvre pestilentielle qu'on appela « typhus », et qui est la fièvre plus connue sous le nom vulgaire de « fièvre des hôpitaux. »

Le dévouement de Paris fut admirable dans cette circonstance; chacun s'ingénia aux secours publics. Les malades furent mis dans des abattoirs, dans des marchés (hôpitaux

(1) *Compte-rendu par le Conseil général*, 1815. Curieux mémoire dont les exemplaires deviennent rares.

temporaires), et la mortalité s'y trouva moindre que dans les hôpitaux ordinaires. — Mais l'ennemi arrive à Paris, la bataille du 30 mars est livrée et Louis XVIII proclamé. Nouvel afflux de malades à la suite de la bataille.

Le rapporteur continue :

« L'administration des hôpitaux militaires avait quitté Paris le 31 mars, pour suivre la colonne des troupes françaises qui se dirigeaient vers Orléans. Un arrêté du préfet du même jour chargea le Conseil des hospices de la remplacer... M. le préfet avait, dans la même journée, fait verser dans la caisse 300,000 francs provenant des octrois...

« Le jour de l'entrée à Paris des armées alliées, M. de Sack, leur chirurgien en chef, demandait à la préfecture que 6,000 lits fussent, dans la journée même, préparés pour recevoir des blessés russes et allemands... Les hôpitaux temporaires de Ménilmontant, de Montmartre, du Roule, furent de suite évacués des blessés français qui furent conduits dans les salles, dans les corridors, dans les églises des hôpitaux ordinaires; et ces hôpitaux furent destinés aux blessés alliés... Une demande de 6,000 nouveaux lits suivit la première... Les Russes occupaient Ménilmontant, le Roule, Montmartre, Courbevoie; les Prussiens furent placés au Val-de-Grâce, au Gros-Caillou, à la maison des Oiseaux, et les hôpitaux de Lourcine et de Montaigu reçurent les blessés autrichiens, bavarois, badois, etc. »

Bientôt, l'administration des hôpitaux militaires ayant repris un certain nombre d'hôpitaux, le Conseil général ne fut plus chargé que de ceux de Ménilmontant, du Roule, Courbevoie, Montmartre.

L'hôpital du Roule fut évacué le 15 juillet; Courbevoie,

Ménilmontant, Marché Saint-Martin, Montmartre, après lui seulement. Au 1er janvier 1814, sur les 120 lits de l'hôpital Beaujon, 93 sont occupés par des malades de la ville; il y a donc 27 lits disponibles. Les chiffres sont les mêmes à la fin du mois.

Les résultats de la journée du 30 mars furent les suivants :

1° A l'hôpital Beaujon :

Il existait le 30 mars au matin. 148 civils.
Il en entra dans le jour. . . 12
Il en sortit. 6
Il en mourut. 3
Il reste donc le soir du 30 mars. 151 civils.

Le 31 mars, il entra dans le jour. 5 civils.
Il en sort. 11
Il en meurt. . . . 2
Il reste le 31 au soir. 143

Le 1er avril, il entre. . . . . . 5 civils.
Il en sort. 5
Il en meurt. . . . 2
Reste le 1er avril au soir. . . . 141 civils.

2° A l'hôpital temporaire du Roule (1) :

Il existait le 30 au matin. . . . 545 militaires.
Il en entra dans la journée. . . 75
Il en sortit. 4
Il en mourut. 4
Reste le soir. . . . . . 612 militaires.

(1) Cet hôpital eut pour médecins MM. Chédieu et Bernard.

Le 31 mars, il entre dans le jour.	138	militaires.
Il en sort. . . .	4	
Il en meurt. . .	7	

Le 31 au soir, le total des restants s'élève à 739.

Le 1er avril, il entre.	34	militaires.
Il en sort. . . .	4	
Il en meurt. . .	9	
Reste le soir.	760	militaires.

Dans cette funeste année 1814, la mortalité fut considérablement plus élevée que les années précédentes : en 1810, elle n'avait été que de 1 sur 5,06; en 1814, elle s'élève à 1 sur 4,32. Ce chiffre est particulièrement élevé à Beaujon : en effet la moyenne dans les hôpitaux n'est, cette même année, que de 1 sur 7,02. Le personnel aussi est éprouvé : du 1er janvier 1814 au 30 juin, il y a parmi les employés 11 malades et 5 morts.

Les années qui suivent deviennent plus douces, et entre 1811 et 1824, donnent une moyenne de mortalité retombée à ç sur 5,37, chiffre qui est même un peu plus favorable que celui de la période décennale précédant 1814. Ce chiffre, cependant, laisse voir entre la mortalité totale des hôpitaux (1 sur 7,72 en 1817) et la mortalité de l'hôpital Beaujon (1 sur 5,05 la même année), une différence défavorable à celui-ci.

Cette différence s'explique d'une façon naturelle. Pour établir la moyenne de la mortalité dans les hôpitaux, on englobe en effet les hôpitaux généraux avec les hôpitaux spéciaux : or, ces derniers, par la nature même des maladies qu'on y traite, donnent une mortalité beaucoup moindre et presque nulle; c'est ce qui décharge la moyenne totale pour faire paraître très fort le chiffre de chaque hôpital général pris à part. Donc, ici, la comparaison est un point de repère plus fictif que réel. Pour avoir de la mortalité totale une moyenne réelle, qui seule rendrait la comparaison utile, il serait indispensable de tenir le tableau des hôpitaux spéciaux séparé de celui des hôpitaux généraux (1).

A partir de 1818 l'administration s'occupe sans cesse d'améliorer le sort des malades : des fourneaux pour le linge, l'eau, les boissons sont établis à chaque étage (1818), des cheminées d'aspiration font communiquer les fosses d'aisance avec l'air extérieur (1822), les toitures, les cheminées sont refaites (1828), etc.

La mortalité répond à ces soins : elle a une tendance bien accentuée à devenir moins forte : en 1827, elle n'est plus que de 1 sur 7,35; en 1829, de 1 sur 8,57. Une autre cause aussi avait, dès 1821, contribué à cette diminution : des travaux considérables s'opéraient dans le voisinage, le quartier tout entier se transformait : une grande quantité d'ouvriers blessés furent amenés à l'hôpital ce qui, en augmentant le chiffre de la population, diminua la moyenne de la mortalité. Les maladies chirurgicales sont, en effet, moins souvent funestes que les médicales.

En 1822, légère épidémie de petite vérole : sur 28 cas qui se présentent dans l'année, il y a 18 guérisons.

(1) En 1832, par exemple, on trouve à l'hôpital Laënnec la mortalité énorme de 1 sur 3,28 (phtisiques); au contraire, à l'hôpital du Midi, la mortalité est à peu près nulle : 1 sur 619,66; il en est de même à Lourcine : 1 sur 514,66.

De 1825 à 1834 la mortalité continue encore à être moins forte. Dans cette période, si rien d'extraordinaire ne fut survenu, elle n'eût été que de 1 sur 7,04; c'est le chiffre que l'on obtient en la calculant indépendamment des décès qui furent causés par le choléra de 1832. Si, au contraire, on tient compte des décès cholériques, la mortalité, à l'hôpital Beaujon, s'élève à 1 sur 6,59. Ces chiffres sont très favorables à l'hôpital; ils se rapprochent beaucoup de la moyenne totale des hôpitaux (1 sur 8,00 non compris les cholériques, — 1 sur 7,49 compris les cholériques).

De 1835 à 1844 la mortalité diminue encore : elle n'est plus, à l'hôpital Beaujon, que de 1 sur 8,78 et pour la totalité des hôpitaux de 1 sur 9,59 (1). Donc, à cette époque de 1844, l'établissement dont il est question serait arrivé à ce résultat colossal de voir sa mortalité diminuée de plus de moitié en l'espace de trente années.

Cependant les constructions nouvelles, répondant aux besoins du quartier, allaient permettre à la population de l'hôpital de s'étendre, au mouvement d'être plus actif. En 1838, le chiffre annuel de 3,000 entrées qui jusque-là n'avait pas été atteint est dépassé; l'année suivante le chiffre dépasse 4,000, il atteint 5,000 en 1843, 6,000 en 1849. C'est aux environs de ce chiffre que le nombre annuel des entrées s'est toujours tenu depuis.

Dans les nouvelles salles destinées à loger les malades on établit des appareils de ventilation et de chauffage qui

(1) Ces moyennes décennales ont été établies dans les *Comptes moraux* de l'Assistance publique. Nous les donnons telles que nous les avons trouvées, bien qu'elles ne coïncident pas absolument avec les moyennes que l'on pourrait établir depuis le tableau annuel placé à la fin de ce chapitre.

promettent d'heureux résultats hygiéniques : dans le deuxième et le troisième pavillon sont installés les appareils de Désarnod, de Perreive et de Duvoir qui ventilent par aspiration. L'air vicié de la salle s'échappe par en haut, grâce à la moindre densité que lui donne un foyer de chaleur. Il se fait ainsi dans la pièce une raréfaction de l'atmosphère grâce à laquelle l'air extérieur est aspiré à travers des ouvertures placées en bas de chaque salle. — Dans le quatrième pavillon, on installe au contraire un appareil de ventilation par injection. Par ce ventilateur l'air pur est poussé dans un calorifère qu'il traverse avant d'être conduit dans les salles, c'est l'appareil du docteur Van Hecke. Cette fois c'est par les parties supérieures que l'air pénètre, et il arrive chauffé. En entrant dans la salle et en s'éloignant du calorifère il tend à se refroidir. A mesure qu'il se refroidit il devient plus dense, et, grâce à ce phénomène physique, se dispose en couches dont les plus légères sont à la partie supérieure; quant aux couches inférieures, elles deviennent à chaque instant plus lourdes, tendent par conséquent à descendre, et s'échappent enfin par des ouvertures situées à la tête des lits, au bas de la salle.

De 1846 à 1855 la mortalité est de 1 sur 8,04; de 1857 à 1867 elle est de 1 sur 8,07.

L'hôpital Beaujon continuait à rendre d'importants services dans le quartier, non seulement par les nombreuses réceptions de malades qu'il faisait, mais encore par le nombre des consultations que ses médecins donnaient chaque jour gi[illegible]ent. Un arrêté du Conseil général des hospices du 7 mars [illegible] avait ordonné l'ouverture d'une salle de consultations à Beaujon. Vingt-deux ans après, le local de la consultation était devenu insuffisant; on le restaura provisoirement (1845). Quinze autres années plus tard, en 1860, le nombre des consultations données dans l'année aux malades de l'extérieur s'élève à 13,981; en 1864, à 14,967; en 1865, à 16,031. L'hôpital Beaujon, bien que éloigné d'être compté parmi les plus grands hôpitaux de Paris, tient cependant le quatrième rang si l'on n'envisage que le nombre des consultations extérieures (1) qui y sont données.

De 1867 à 1876, la mortalité a notablement augmenté, elle est de 1 sur 6,05; ce résultat doit être attribué à la mortalité énorme qui signale l'année 1871 (1 sur 3,69). Pendant la guerre de 1870 et le siège de Paris, les ambulances de Paris furent réparties en neuf groupes (2), l'hôpital Beaujon eut le cinquième. Il était composé d'ambulances très importantes et en nombre plus grand que n'en contenaient les autres. Il comprenait en particulier l'ambulance de l'Internationale (Presse), 500 lits; — collège Chaptal, 300 lits; — ministère de la marine, 100 lits; — gare de l'Ouest, 75 lits; — gare d'Orléans, 20 lits; — gare de Lyon, 20 lits.

Pendant la bataille de Buzenval, Beaujon recevait à lui seul huit cents blessés.

Actuellement l'hôpital Beaujon reçoit annuellement plus

(1) En 1861 les trois hôpitaux qui ont donné plus de consultations que l'hôpital Beaujon sont : Lariboisière plus de 37,000; le Midi, 23,000; Saint-Antoine, 18,000. L'Hôtel-Dieu n'atteint qu'au chiffre de 14,000.

(2) 1er groupe, Saint-Antoine. — 2me, Saint-Louis. — 3me, Saint-Martin (militaire). — 4me, Lariboisière. — 5me, Beaujon. — 6me, Gros-Caillou (militaire). — 7me, Necker. — 8me, Val-de-Grâce (militaire). — 9me Pitié.

de six mille malades. La mortalité de 1877 à 1882 y a été de 1 sur 5,87, chiffre qui se rapproche beaucoup de la moyenne totale des hôpitaux qui est pendant les mêmes années 1 sur 6,90. Voici un tableau de la population et de la mortalité que nous avons dressé par années :

TABLEAU DE LA POPULATION ET DE LA MORTALITÉ

ANNÉE	NOMBRE D'ENTRÉS	MORTALITÉ UN SUR :	ANNÉE	NOMBRE D'ENTRÉS	MORTALITÉ UN SUR :
1801		7,5	1827	1.778	7,35 (9,30)
1802		7	1828	1.934	6,72
1803	1.389	5,80	1829	2.274	8,57
1804	1.409	»	1830	2.166	6,64 (8,78)
1805	1.371	5,32	1831	»	»
1806	1.446	6,37	1832	»	»
1807	1.407	5,89 (7,48 [1])	1833	2.255	7,06 (10,45)
1808	1.381	5,90 (8,19)	1834	2.307	7,46 (11,71)
1809	1.267	5,79 (9,01)	1835	2.469	8,28 (11,05)
1810	1.323	5,06 (8,95)	1836	2.980	9,13 (10,71)
1811	n'existe pas		1837	1.971	7,32 (8,40)
1812	»	»	1838	3.304	14,68
1813	»	»	1839	4.276	10,14 (10,82)
1814	1.474	4,32 (7,02)	1840	4.310	9,49 (11,80)
1815	n'existe pas		1841	4.882	10,41 (12,57)
1816	»	»	1842	4.936	17,33 (21,34)
1817	1.428	5,05 (7,72)	1843	5.468	7,51 (9,58)
1818	»	4,25	1844	5.066	7,01 (9,32)
1819	1.045	5,10	1845	4.896	17,79 (21,76)
1820	1.390	4,91	1846	5.528	7,05 (9,55)
1821	1.537	5,91	1847	5.819	3,29 (10,64)
1822	1.689	6,23	1848	5.521	7,23 (9,56)
1823	1,413	»	1849	6.273	6,15 (8,08)
1824	1.510	»	1850	6.062	9,29 (12,20)
1825	1.928	»	1851	5.779	9,77
1826	1.833	»	1852	6.434	9,45

(1) Les chiffres entre parenthèses indiquent la moyenne de la mortalité totale des hôpitaux.

ANNÉE	NOMBRE D'ENTRÉS	MORTALITÉ UN SUR :	ANNÉE	NOMBRE D'ENTRÉS	MORTALITÉ UN SUR :
—	—	—	—	—	—
1853	5.845	8,05	1868	6.026	7,49
1854	5.964	6,93	1869	5.399	6,23
1855	5.634	7,27	1870	5.644	5,09
1856	»	»	1871	4.031	3,69
1857	5.628	8,54	1872	4.929	5,96
1858	5.142	8,45	1873	4.595	5,72 (7,61)
1859	»	»	1874	4.430	6,08 (7,80)
1860	5.057	12	1875	4.714	6,16 (7,58)
1861	5.751	8,42	1876	4.937	5,52 (7,06)
1862	5.590	7,64	1877	5.232	5,74 (7,09)
1863	»	»	1878	5.176	6,12 (7,01)
1864	5.960	8,46	1879	5.243	5,70 (6,85)
1865	6.149	5,76	1880	5.878	6,05 (6,82)
1866	5.356	6,35	1881	5.955	5,59 (6,87)
1867	5.893	7,62	1882	6.468	6,06 (6,83)

Le service médico-chirurgical n'existe que depuis la transformation de l'orphelinat en hôpital, c'est à dire depuis 1795. Pendant douze ans il n'y a qu'un médecin et un chirurgien. Le médecin est un nommé Brieude auquel succède dès 1797 Dupont qui y terminera sa carrière en 1815 pour garder le titre de médecin honoraire jusqu'à sa mort (1827). Le chirurgien Lacaze-Pelarouy qui pratique depuis l'origine de l'hôpital jusqu'en 1819 était peut-être parent du conventionnel Joseph Lacaze, condamné à mort en 1794; les biographes sont muets à son sujet. Il faut arriver aux chirurgiens Roux et Nicod qui depuis 1808 tiennent la place de chirurgiens en second à l'hôpital pour avoir des renseignements plus précis.

Roux (1) n'a séjourné à Beaujon que pendant trois ans, il

(1) Roux, né à Auxerre, le 26 avril 1780; mort à Paris, le 23 mars 1854, prosecteur. — Beaujon 1808-11. Charité 1810, professeur en 1820. De l'Académie de médecine. De l'Institut.

nous échappe donc presque complètement. Fils d'un chirurgien de l'hôpital d'Auxerre sa ville natale, ancien officier de santé de l'armée de Sambre-et-Meuse, il arrive à Paris pour y rencontrer Bichat. Ce fut son véritable maître : c'est en lui servant de prosecteur et de répétiteur à ses élèves, en concourant à la rédaction du *Traité d'anatomie descriptive*, qu'il s'est formé. Rival de Dupuytren, il est nommé en 1808 à Beaujon. Pendant le court séjour qu'il y fait il publie des « Mélanges de Chirurgie et de Physiologie », mais surtout prépare sa thèse « de la Résection » travail remarquable, mais non pas plus que l'habileté avec laquelle il mettait en pratique les résections articulaires dont il traite. Outre les résections, les opérations qui lui valurent sa renommée sont en général les grandes restaurations de la face et en particulier la staphylorrhaphie, dont il est l'inventeur. Tous les ouvrages de Roux, sauf ceux que nous avons cités, sont ou antérieurs ou très postérieurs à son séjour à Beaujon. Il avait épousé la fille de Boyer, sortit de Beaujon pour entrer à la Charité en 1811, et n'obtint les hauts grades universitaires que plus tard.

Blandin (1) n'est resté que six ans à l'hôpital Beaujon. Il avait été d'emblée nommé à cet hôpital, trois ans après son admission au bureau central en 1825. De taille moyenne, de physionomie avenante, il avait dans les relations de tous les jours une rondeur et une bonhomie grâce auxquelles il s'attira de nombreuses sympathies. La première et la plus

(1) Blandin Philippe-Frédéric, né à Aubigny (Cher) 1798 ; mort à Paris, 16 avril 1849, prosecteur en 1824, au bureau central en 1825, agrégé en 1826, à l'hôpital Beaujon 1829-35, chef des travaux anatomiques en 1837, professeur de médecine opératoire en 1841.

utile pour lui fut celle de Marjolin, qu'il rencontrait en arrivant à Beaujon. Marjolin, ayant sans doute sur le cœur les procédés de Dupuytren, par lequel il avait été pendant huit ans tenu dans une inaction forcée à l'Hôtel-Dieu, ne voulut pas imiter cet exemple et loin de nuire à Blandin se fit son collègue, son maître et son ami. Blandin qui avait déjà travaillé avec Béclard et Roux eut surtout pour maître Marjolin. En 1830 le concours pour le professorat avait été rétabli à la Faculté; Blandin concourt six fois successivement tantôt pour la chaire d'anatomie, tantôt pour celle de pathologie externe; en 1841 seulement il est reçu, à son septième concours, à la chaire de médecine opératoire où il succède à Richerand. Son séjour à l'hôpital Beaujon (1829-35) avait donc toujours été troublé par cette préoccupation des concours.

Ces tracas cependant ne l'empêchaient pas un seul jour de faire son service hospitalier et n'absorbaient pas toutes ses facultés. Déjà célèbre en arrivant à cet hôpital, il avait écrit son *Traité d'Anatomie topographique* si excellent et si pratique pour les élèves chirurgiens, d'autre part le merveilleux article « Amputation » du *Dictionnaire de Médecine et de chirurgie;* avec Velpeau, Ribes, Maréchal, il soutenait la doctrine des liquides dans les rapports de la phlébite avec l'infection purulente (1) et battait les solidistes, Bichat et Pinel. Toujours préoccupé du perfectionnement des ampu-

(1) *Quelques points d'anat., de phys., et de path.* 1824. — Art. *amputation.* — *Phlébite et infection purulente.* 1829.

Il admet que la phlébite cause l'infection purulente par pénétration dans le sang, du pus formé au centre du caillot, suppuration centrale qu'a si bien décrit Cruveilhier; le sang, suivant Blandin, rendu plus fluide par cette altération, s'épancherait directement dans les tissus pour les enflammer et produire les abcès.

Avant Blandin l'inflammation des veines avait été divisée en « adhésive,

tations partielles, il démontre à la Société anatomique la supériorité de l'amputation médiotarsienne sur la tarsométatarsienne (1828); s'occupe ensuite de la rhinoplastie à laquelle il applique les plus ingénieuses modifications, de la ténotomie, de la lithotritie (1). Il invente une sonde à résection et les attelles immédiates pour la fracture du fémur : il découvre nombre d'ingénieux procédés opératoires (section sous-muqueuse du sphincter anal, excision partielle du sphincter contre le prolapsus rectal — résection d'une partie du cornet inférieur hypertrophié, ablation d'une partie de la cloison — procédé de contre-ouverture pour les abcès profonds de la mamelle — ligature de la langue, du voile du palais, des amygdales, du col utérin.)

Son dévouement pendant la guerre civile de 1830 et l'épidémie de 1832 fut remarqué à Beaujon. Son temps au delà de 1835 ne nous appartient plus; il cessa d'ailleurs d'écrire dès qu'il fut professeur; il mourut à cinquante et un ans d'une bronchite capillaire.

Nicod (2) qui était appuyé par un oncle « ordonnateur général des hôpitaux civils de Paris », arriva de bonne heure à sa situation dans les hôpitaux : nous le voyons en possession de sa place à Beaujon dès l'âge de vingt-

suppurative, ulcéreuse »; Cruveilhier lui avait aussi décrit quatre degrés en se basant sur ces données. Blandin, s'occupant surtout du siège des altérations, est l'auteur de la division admise actuellement dans les traités techniques : peu importe que les mots « péri, méso, endo-phlébite » soient de Virchow, il ne les a créés qu'en reprenant la classification donnée par Blandin le premier en « phlébite interne, moyenne, externe ». Cette division de la phlébite est donc toute française.

(1) *Taille et lithotritie parallèles.* 1834.

(2) Nicod Pierre-Louis, aîné. Né à Morez (Jura), le 22 juin 1788, mort en 1845. Docteur en 1807. — Hôpital Beaujon 1812-1825.

quatre ans. Il était loin alors d'avoir la réputation qu'il acquit plus tard comme spécialiste génito-urinaire; il commence seulement à se tourner de ce côté dans les dernières années de son séjour, et son travail sur la « cautérisation de l'urèthre » est de 1826, un an après son départ de Beaujon : pendant son séjour, il avait pour tribune « la Revue pittoresque et philosophique » dont il était rédacteur depuis 1810; les lecteurs conservèrent longtemps la mémoire de la terrible discussion qu'il eut avec Richerand au sujet d'une résection des côtes et de la plèvre pratiquée par celui-ci, en 1818.

Renauldin (1) fut médecin de l'hôpital Beaujon de 1817 à 1849. Il était médecin-consultant du roi. C'était un praticien habile et prudent, un littérateur distingué. Son œuvre capitale est l'introduction au *grand Dictionnaire des sciences médicales*, excellent résumé des progrès de la médecine depuis son origine.

Marjolin (2). Voici une figure sympathique, un esprit large, un cœur sans rancune et sans jalousie. Ce dont la la postérité doit lui être le plus redevable c'est peut-être de la bienveillance avec laquelle il a traité Blandin, chirurgien en second de l'hôpital Beaujon, dont il avait la première place. Pendant six ans il l'a favorisé de ses conseils, l'a fait profiter de sa propre expérience, lui a donné toutes les occasions d'apprendre, l'a encouragé dans ses tentatives pour parvenir à la haute situation de professeur, qu'il

(1) Renauldin Léopold-Joseph, né à Nancy en 1775, mort à Paris 1849. Docteur en 1802. — Rédacteur à la *Biographie universelle*, depuis 1817.

(2) Marjolin, Jean-Nicolas, né à Ray-sur-Saône en 1780, mort à Paris, le 4 mars 1850; lauréat des hôpitaux; docteur en 1808; professeur, 1819; Hôtel-Dieu, 1818-26; Beaujon, 1826-45.

ambitionnait. Et pourtant, un esprit moins élevé eut peut-être par instinct de revanche fait souffrir à Blandin ce que lui-même avait souffert de Dupuytren. Marjolin avait eu la malechance d'être le concurrent de ce dernier pour la chaire de Sabatier, en 1812. Malechance doublement funeste : il échoua devant un adversaire aussi redoutable ; de plus, Dupuytren avait appris à le craindre et quand, en 1818, il arriva à l'Hôtel-Dieu comme chirurgien de seconde classe, Dupuytren, son aîné, sut lui enlever les malades, les moyens de travail et de renommée. Un an après cependant il obtint le professorat, succès qui n'était pas fait pour désarmer Dupuytren.

Cette situation dura huit ans : dépité, il donne en 1826 sa démission et passe à Beaujon où il se trouve chirurgien en chef. C'est là qu'il a fini sa carrière ; pendant dix-neuf ans il y fait le service et jusqu'à sa mort il porte le titre de chirurgien honoraire de cet hôpital.

Chirurgien des hôpitaux, professeur, membre de l'Académie, avec cela homme du monde, brillant parleur, il avait tout ce qu'il faut pour attirer une splendide clientèle. Elle ne lui fit pas défaut, il s'y consacra tout entier et acquit une immense fortune. Il était d'ailleurs aussi consulté comme médecin que comme chirurgien et n'avait pas moins d'habileté à soigner les suites de ses opérations qu'à les pratiquer.

Cette vie de praticien lui laissa peu de temps pour écrire. Encore parmi ses rares ouvrages la plupart sont antérieurs à son arrivée à Beaujon et ne sont pas, par conséquent, de notre domaine. En 1837 il publie un *Cours de pathologie chirurgicale* et, sauf des articles de journaux et de dictionnaires, il n'écrivit plus. Retiré depuis 1845, il mourut cinq ans plus tard âgé de soixante-dix ans.

Martin-Solon (1), ancien chef de clinique de l'Hôtel-Dieu, rival malheureux de Trousseau, n'est connu que par son travail sur l'« albuminurie » (1838). Ce mot est de son invention : il sert de titre à un travail qui révèle un clinicien soigneux ; mais depuis, tant de recherches ont été faites de ce côté que le livre est bien vieilli. Malgré tous les titres universitaires qu'il obtint, Martin-Solon mourut pauvre à l'âge de soixante et un ans.

Laugier (2), fils d'un chimiste français, parent de Fourcroy, sort en 1836 de l'hôpital Necker pour entrer à l'hôpital Beaujon où il restera dix ans.

Deux ans après son entrée, il invente pour les fractures des os longs un appareil qui permet de réaliser de notables économies. On lit, à cette occasion dans le compte moral de 1838 :

« L'administration doit aux recherches du docteur Laugier l'emploi et les excellents résultats des appareils en papier rendu solide par la dessication de la solution d'amidon, substitués au linge dans le traitement des fractures des membres.

« Ces appareils dont le docteur a fait une heureuse application aux blessés reçus dans son service à l'hôpital Beaujon, réunissent de grands avantages.

(1) Martin-Solon, né en 1795, mort à Paris en 1856 ; docteur en 1819, chef de clinique, 1820-22 ; agrégé, 1826 ; bureau central, 1827 ; hôpital Beaujon, 1831-45.

(2) Laugier, né à Paris en 1798 ; mort en 1872 ; docteur, 1828 ; même année médaille d'or de l'Assistance publique ; agrégé, 1829 ; bureau central, 1831 ; hôpital Necker, 1832 ; hôpital Beaujon, 1836 ; Pitié, 1848 ; Hôtel-Dieu, 1854 ; professeur de clinique chirurgicale à la Faculté ; Académie de médecine, 1844 ; Société de chirurgie, Académie des Sciences, 1868.

« Le Conseil a exprimé à M. Laugier la satisfaction et la reconnaissance de l'administration, pour la découverte et l'application qu'il a faite de ces appareils. (Délibération du 6 juin 1838). »

De nombreux travaux sont édités par lui à cette époque. En 1840 il trace une *comparaison de la désarticulation du bras et de son amputation à la partie supérieure*, en 1841, il traite *de l'amputation de la cuisse dans l'articulation coxo-fémorale*. La même année paraît sa thèse sur les *cals difformes*. Dans ce remarquable travail, laissant de côté les premières périodes, qui ne font que préluder à la solidification, Laugier s'occupe surtout de l'époque où le cal devient solide. En effet, c'est le moment aussi où il peut devenir défectueux, et, pour remédier aux altérations de sa forme, il importe de connaître sa résistance, afin de choisir entre les différentes opérations. Or, la rapidité de la solidification sera très variable, dit l'auteur, avec les sujets; on ne doit pas s'attendre pour un même laps de temps à la trouver aussi avancée chez un vieillard que chez un enfant; la constitution générale, l'état actuel de santé, influent aussi; il en est de même du volume des os : les os les plus fragiles sont ceux qui se consolident le plus vite, mais, par contre, il faut plus longtemps pour que le cal minime ait la résistance qu'aurait le cal d'un os volumineux. Le travail de Laugier donne un résumé des idées de Dupuytren, de Duhamel et de Breschet sur ce sujet.

Le chirurgien Robert (1) ne prête pas à une longue appré-

(1) Robert, César-Alphonse, né à Marseille le 17 novembre 1801; docteur en 1831; prosecteur, chirurgien des hôpitaux, 1832; agrégé, 1833; Académie de médecine, 1840; Beaujon, 1846-58.

ciation. D'un esprit pratique et d'une école sévère, il s'est tenu dans les chemins frayés. Longtemps il lutte pour le professorat et le manque définitivement en 1851 ; il était alors depuis cinq ans à Beaujon. Cinq ans plus tard il devient professeur d'anatomie à l'Ecole des Beaux-Arts. Nous n'avons pas de travail datant de son séjour à Beaujon.

Bouvier (1) est un des médecins qui dans leur spécialité ont laissé un nom des plus illustres. Il n'a pas été compris par ses confrères; toute sa vie il fut tenu par eux en suspicion. Aujourd'hui le plus grand revirement s'est fait en sa faveur : on donne son nom à des salles d'hôpitaux d'enfants. Il a beaucoup plus mérité cette gloire que le dénigrement primitif : quiconque a lu son travail sur les « difformités en général et les déviations de l'épine en particulier », ou ce qui s'y rapporte dans sa « Clinique chirurgicale » publiée plus tard, sera de notre avis.

Le mal de Pott en particulier y est merveilleusement décrit; il n'est pas d'accident médullaire, pas de forme de gibbosité, de degré ni de siège dans les abcès par congestion, qui lui échappent. A la lecture de ce chapitre, le médecin voit repasser sous ses yeux tous ces malheureux sujets qui encombrent d'une façon chronique les hôpitaux d'enfants. C'est un travail des plus vrais, des plus intéressants, des plus cliniques.

Nous pouvons dire de Legroux (2) qu'il a précédé son époque. Les concrétions et les coagulations sanguines qui

(1) Bouvier, Sauveur-Henri-Victor, né à Paris en 1799; lauréat de l'Académie des sciences, 1837; membre de l'Académie de médecine; médecin en chef de l'hôpital des Enfants; Beaujon, 1846-51.

(2) Legroux, né à Marégines (Nord), docteur, 1827; mort, 1861; Beaujon, 1846-53.

devaient plus tard prendre tant d'importance avec l'école de Virchow ont été étudiées par Legroux pendant toute sa vie. Bien que dénué de tout antécédent, il avait donc prévu ce fait considérable auquel presque tous les chapitres d'étiologie ouvrent aujourd'hui une place.

Huguier (1) séjourne dix-sept ans à l'hôpital Beaujon. Pendant ces années (1850-1867) il traite de l'*ablation complète du maxillaire inférieur* (1857, in-8°) des *allongements hypertrophiques du col de l'utérus* (1860, in-4°), de l'*hystérométrie* (1865, in-8°).

Huguier est le rénovateur de l'hystérométrie, sinon son inventeur. Dès l'origine de la médecine on avait sondé l'utérus : la collection hippocratique décrit pour cet usage des instruments en grand nombre, variés tant pour leur forme que pour la matière qui les compose; elle applique ce procédé non seulement au diagnostic mais aussi au traitement des maladies utérines. Aétius en parle à propos des déviations de cet organe; Morgagni, Désormeaux, Dance l'appliquent au diagnostic du prolapsus vaginal; Levret introduisait une sonde dans le col utérin dilaté par la présence de polypes; Récamier se servait de sa curette; Amussat, Velpeau faisaient de la sonde un moyen thérapeutique. — Mais Huguier inventa l'hystéromètre dont on se sert de nos jours le plus fréquemment. Dans son traité de 1865, il indique les précieux renseignements qu'on peut obtenir par l'emploi de cet instrument dans les divers cas de tumeurs utérines pédiculées ou interstitielles, rensei-

(1) Hugier, Pierre-Charles, né à Sézanne (Marne), en 1804; aide d'anatomie, 1830; prosecteur, 1833; docteur, 1834; agrégé, 1835; Bureau central, Lourcine, Beaujon, 1850-67; Académie de médecine, 1848.

gnements surtout précieux pour indiquer le siège, la forme, l'implantion de ces tumeurs, et permettre au praticien d'opter pour une opération ou de la rejeter. Les belles planches de cet ouvrage donnent encore plus de précision à ses descriptions.

Gubler (1) nous échappe presque complètement malgré son long séjour à Beaujon : parce que, thérapeutiste et non clinicien, il appartient plus à l'Ecole de médecine qu'aux hôpitaux. Il resta vingt-deux ans à l'hôpital Beaujon, c'est là qu'il a publié ses *Commentaires thérapeutiques du Codex;* ses autres ouvrages sont bien antérieurs, l'étendue des *Commentaires thérapeutiques*, jointe à l'extrême diversité des sujets qui y sont traités, empêche d'en faire une appréciation d'ensemble.

En 1844 le Conseil général fait évacuer à l'Hôpital des Enfants un certain nombre de lits occupés par des teigneux. Pour suppléer à ces places, il institue dans les hôpitaux Beaujon, Saint-Antoine et des Enfants-Malades un traitement externe de la teigne. Les enfants atteints de cette affection, au lieu de séjourner à l'hôpital venaient à des jours indiqués subir la visite des médecins et se soumettre au traitement ordonné. Jusqu'à cette année, il n'y avait eu de traitement externe de la teigne qu'au Parvis, ce qui était cause d'une grande perte de temps pour les parents.

Depuis 1806, la teigne était traitée dans les hôpitaux par les procédés secrets Mahon. Les médecins se bornaient à constater l'existence de la maladie et plus tard la guérison;

(1) Gubler, né à Metz en 1821; docteur en 1849, agrégé, chef de clinique de l'École, 1850; bureau central, 1853; hôpital Beaujon, 1856-78; Académie de médecine, 1865; professeur de matière médicale et de thérapeutique, 1868.

chaque guérison ainsi constatée valait une rémunération à l'inventeur du procédé. Il est juste de reconnaître que la guérison peut être obtenue par la méthode Mahon; mais ce qu'il faut reconnaître aussi c'est que la durée du traitement est en général fort longue, et le prix relativement élevé (1).

Le célèbre Bazin, l'auteur du traitement de la gale, étudia la teigne, et rien n'a encore été écrit d'aussi précis sur cette maladie. La nature parasitaire, l'implantation d'un champignon dans la racine même du cheveu, expliquent la nécessité de l'épilation, base indispensable du traitement qu'institue Bazin. D'ailleurs, après l'épilation, les cheveux repoussent fort bien et en général plus drus qu'ils n'étaient avant; des applications variées (pommades au goudron, au turbith minéral; vésicatoire volant, lotion de sublimé, etc.) complètent le traitement. Ce traitement rationnel, dont l'application est dénuée de mystère, était essayé déjà avec succès dans les hôpitaux; la durée moyenne du traitement était de six semaines. Pour compléter ces essais, en 1853 un service de quinze lits et un traitement externe sont établis à l'hôpital Saint-Louis. En 1854 un service intérieur est également établi à l'hôpital Beaujon pour le traitement de la teigne et confié à l'un des héritiers Mahon : l'ancien procédé Mahon, et le procédé scientifique Bazin se trouvaient en présence.

De 1854 à 1868 le procédé Mahon est appliqué à l'hôpital Beaujon. Mais pendant cette période d'années les deux procédés, appliqués parallèlement l'un et l'autre à l'hôpital Saint-Louis, donnèrent des résultats très différents. En 1857

(1) *Compte moral de l'Assistance publique* (1858).

Bazin faisait 4,472 pansements, Mahon 1,059; en 1858, Bazin 3,955, Mahon 864; en 1860, Bazin 4,030, Mahon 614. Dans cette même année Bazin recevait 343 enfants teigneux, Mahon 88 seulement (1). Des proportions analogues ayant continué à être observées dans les années suivantes, en outre, le procédé Bazin étant beaucoup moins coûteux (2), le 21 décembre 1868, par une lettre du Directeur général de l'Assistance publique, les frères Mahon ne sont plus chargés du traitement de la teigne. Le docteur Moutard-Martin prend le service des teigneux, le conserve jusqu'en 1872; au 1er août de cette année, il est réparti entre les quatre médecins à tour de rôle.

Voici un tableau synoptique que nous avons dressé des médecins et chirurgiens de l'hôpital Beaujon. Avant 1795, il n'y avait pas de médecins. On trouvera dans ce tableau bien des noms que nous n'avons pas cités dans les esquisses de biographies médicales précédemment tracées : ce sont des médecins dont le séjour à Beaujon a été trop court pour que nous ayons eu à en parler dans ce travail.

LISTE DES MÉDECINS ET CHIRURGIENS DEPUIS L'ORIGINE DE L'HOPITAL

An IV (1796)

Médecin, BRIEUDE. *Chirurgien* : LACAZE-PELAROUY.

Années 1797 à 1807

Médecin, DUPONT. *Chirurgien*, LACAZE.

(1) Chiffres extraits des *Comptes moraux de l'Assistance publique*.

(2) « Pour ce qui concerne le traitement externe, la dépense qui, à l'hôpital des Enfants s'élève à 5 fr. 80, suivant la méthode Mahon, n'est ici que de 1 fr. 25 par guérison (Saint-Louis, traitement Bazin). » *Compte moral*, 1853.

1808-1811

Médecin, Dupont.	*Chirurgien en chef*, Lacaze.
	— *en second*, Roux.

1812-1815

Médecin, Dupont.	*Chirurgiens*, Lacaze.
	— Nicod.

1816

Médecins, Lerminier, médecin de l'Hôtel-Dieu, chargé du service de Beaujon.	*Chirurgiens*, Lacaze.
— Dupont, honoraire.	— Nicod.

1817-1819

Médecins, Renauldin.	*Chirurgiens*, Lacaze.
— Dupont, honoraire.	— Nicod.

1820-1825

Médecins, Renauldin.	*Chirurgiens*, Nicod.
— Dupont, honoraire.	— Lacaze-Pelarouy, honoraire.

1826-1827

Médecins, Renauldin.	*Chirurgiens*, Marjolin.
— Dupont, honoraire.	— Lacaze, honoraire.

1828

Médecin, Renauldin.	*Chirurgien*, Marjolin.

1829-1830

Médecin, Renauldin.	*Chirurgiens*, Marjolin.
	— Blandin.

1831-1835

Médecins,	Renauldin.	*Chirurgiens,*	Marjolin.
—	Martin-Solon.	—	Blandin.

1836-1839

Médecins,	Renauldin.	*Chirurgiens,*	Marjolin.
—	Martin-Solon.	—	Laugier.

1840-1841

Médecins,	Renauldin.	*Chirurgiens,*	Marjolin.
—	Martin-Solon.	—	Laugier.
		—	Robert.

1842-1845

Médecins,	Renauldin.	*Chirurgiens*	Marjolin.
—	Martin-Solon.	—	Laugier.
—	Louis.	—	Robert.

1846

Médecins,	Renauldin.	*Chirurgiens,*	Laugier.
—	Bouvier.	—	Robert.
—	Legroux.	—	Marjolin, honoraire.

1847-1880

Médecins,	Renauldin.	*Chirurgiens,*	Huguier.
—	Bouvier.	—	Robert.
—	Legroux.	—	Marjolin, honoraire.
—	Sandras.		

1881

Médecins,	Bouvier.	*Chirurgiens,*	Huguier.
—	Legroux.	—	Robert.
—	Sandras.		
—	Vallier.		
—	Renauldin, hon.		

1852

Médecins		Chirurgiens	
Médecins,	LEGROUX.	*Chirurgiens*,	HUGUIER.
—	SANDRAS.	—	ROBERT.
—	GRISOLLE.		
—	BARTH.		
—	RENAULDIN, hon.		

1853

Médecins		Chirurgiens	
Médecins,	LEGROUX.	*Chirurgiens*,	HUGUIER.
—	SANDRAS.	—	ROBERT.
—	BARTH.		
—	RENAULDIN, hon.		

1854

Médecins		Chirurgiens	
Médecins,	BARTH.	*Chirurgiens*,	HUGUIER.
—	BÉHIER.	—	ROBERT.
—	BOULEY.		
—	RENAULDIN, hon.		

1855

Médecins		Chirurgiens	
Médecins,	BARTH.	*Chirurgiens*,	HUGIUER.
—	BÉHIER.	—	ROBERT.
—	BOULEY.		
—	TESSIER.		
—	RENAULDIN, hon.		

1856-1858

Médecins		Chirurgiens	
Médecins,	BARTH.	*Chirurgiens*,	HUGUIER.
—	BÉHIER.	—	ROBERT.
—	TESSIER.		
—	GUBLER.		
—	RENAULDIN, hon.		

1859

Médecins,	BÉHIER.	*Chirurgiens*,	HUGUIER.
—	T[illegible]	—	MALGAIGNE.
—	GUBL[illegible].		
—	FRÉMY.		
—	RENAULDIN, hon.		

1860-1861

Médecins,	BÉHIER.	*Chirurgiens*,	HUGUIER.
—	GUBLER.	—	GOSSELIN.
—	FRÉMY.		
—	MOUTARD-MARTIN.		
—	RENAULDIN, hon.		

1862

Médecins,	GUBLER.	*Chirurgiens*,	HUGUIER.
—	FREMY.	—	MOREL-LAVALLÉE.
—	MOUTARD-MARTIN.		
—	LAILLER.		
—	RENAULDIN, hon.		

1863-1864

Médecins,	GUBLER.	*Chirurgiens*,	HUGUIER.
—	FRÉMY.	—	MOREL-LAVALLÉE.
—	MOUTARD-MARTIN.		
—	SÉE.		
—	RENAULDIN, hon.		

1865-1867

Médecins,	GUBLER.	*Chirurgiens*,	JARJAVAY.
—	FRÉMY.	—	RICHARD.
—	MOUTARD-MARTIN.	—	HUGUIER, hon.
—	SÉE.		
—	RENAULDIN, hon.		

1868

Médecins,	comme ci-dessus.	*Chirurgiens*,	RICHARD.
		—	DOLBEAU.
		—	HUGUIER, hon.

1869-1872

Médecins,	GUBLER.	*Chirurgiens*,	comme ci-dessus.
—	MOUTARD-MARTIN.		
—	MATICE.		
—	AXENFELD.		

1873-1875

Médecins,	comme ci-dessus.	*Chirurgiens*,	LEFORT.
		—	DOLBEAU.

1876

Médecins,	GUBLER.	*Chirurgiens*,	LEFORT.
—	MOUTARD-MARTIN.	—	DALBEAU.
—	AXENFELD.		

1877

Médecins,	GUBLER.	*Chirurgien*,	LEFORT.
—	MOUTARD-MARTIN.		
—	MILLARD.		
—	GUYOT.		

1878

Médecins,	comme ci-dessus.	*Chirurgiens*,	LEFORT.
		—	TILLAUX.

1879

Médecins,	MILLARD.	*Chirurgiens*,	LEFORT.
—	GUYOT.	—	TILLAUX.
—	GOMBAULT.		

188-81

Médecins, Millard.
— Guyot.
— Gombault.
— Ferréol.

Chirurgiens, Lefort.
— Tillaux.

1882-1884

Médecins, Millard.
— Guyot.
— Gombault.
— Fernet.

Chirurgiens, Tillaux.
— L. Labbé.

DOCUMENTS

CONTRAT DE MARIAGE DE NICOLAS BEAUJON (*Extraits*)
des 21 et 22 octobre 1753. (Archives nationales, cote T. 306.)

Par devant les conseillers du Roy, notaires au Châtelet de Paris, soussignés :

Furent présents : Nicolas Beaujon, ci-devant directeur du commerce à Bordeaux, demeurant à Paris, rue Louis-le-Grand, paroisse Saint-Roch, fils de deffunt Jean Beaujon, négociant de la ville de Bordeaux et dame Thérèse Delmestre, son épouse, ses père et mère, pour lui et en son nom, d'une part.

Et dame Marie Belon, veuve du défunt messire Louis Bontemps, chevalier, l'un des premiers valets de chambre ordinaires du Roy, gouverneur du Palais des Thuilleries, capitaine des chasses de la varenne des Thuilleries et chevalier des ordres royaux, etc..., demeurant à Paris, au palais des Thuilleries, stipulant pour demoiselle Louise-Elisabeth Bontemps, fille mineure du défunt et d'elle, etc., d'autre part.

Lesquelles parties de l'agrément du Roy, de la Reine, de

Monseigneur le Dauphin, de Madame la Dauphine et de Mesdames de France.

En la présence de Madame la marquise de Pompadour, de M. Demachant (sic), garde des sceaux de France et contrôleur général des finances, de M. Dargenson, ministre et secrétaire d'Etat, ayant le département de la guerre, de M. Paulmy, secrétaire d'État, ayant le même département en survivance de M. Dargenson, de M. Rouillé, ministre et secrétaire d'État, ayant le département de la marine, de M. de Saint-Florentin, ministre et secrétaire d'État; Et encore en la présence de leurs parents et amis ci-après nommés savoir : de la part dudit futur époux, de M. Jean Beaujon de Seilhan, son frère.

Et de la part de la dite demoiselle future épouse, de messire Antoine Bontemps, chevalier, l'un des premiers valets de chambre du Roy et gouverneur du château des Thuilleries, son frère, de Mlle Bontemps sa sœur, etc.

. . . .

. . . .

En faveur duquel mariage, ladite dame veuve Bontemps a constitué par ces présentes en dot à la demoiselle future épouse, sa fille, la somme de cinquante mille livres exigible seulement après le décès de la dite dame. . . . . . . fait et passé à l'égard de Leurs Majestés, le Roy et la Reine, Monseigneur le Dauphin, Madame la Dauphine, Mesdames de France, Madame la marquise de Pompadour et les ministres, au château de Fontainebleau.

Et à l'égard des parties contractantes et desdits parents et amis au château des Thuilleries, à Paris, en l'appartement de ladite dame Bontemps, l'an mil sept cent cinquante-trois, les vingt et un et vingt-deux octobre, avant et après-midi. L'ont signé, ainsi signé : Louis, Marie, Louis, Marie-Josephe, Marie-Adelaïde, Victoire-Louise-Marie, — Sophie-Philippe, — Elisabeth-Justine, Louise-Marie, la marquise de de Pompadour, Machault, Saint-Florentin, M. Devoyer Dargenson, R. Devoyer de Paulmy, Rouillé, Beaujon, Belon, Bontemps, L.-E. Bontemps, Beaujon de Seilhan..., etc.

Suit la teneur de l'état de la fortune de Beaujon. (V. au texte, chap. I.)

Patu et Dutartre, notaires.

Collation faite en l'an 1787, 28 janvier, par Me Picquais, l'un des notaires soussignés, comme successeur de Dutartre, ci-devant notaire.

Dans la même liasse (cote T. 306) aux Archives nationales, est un autre acte faisant foi que Mme veuve Bontemps réclamant le montant de la dot de sa fille défunte, le sieur Beaujon n'en a cependant jamais rien touché (notaire Griveau, successeur de Lepot d'Auteuil, ci-devant notaire), l'an 1787, 7 février.

Bachaumont. *Mémoires secrets pour servir à l'histoire de la République des lettres en France.* (Extraits, ayant rapport au financier Beaujon, qui n'ont pas été insérés dans le texte).

6 mai 1774.

Raconte que le sieur d'Hemmery, exempt de police chargé de la librairie, s'était par captures et escamotages divers, composé une bibliothèque et un cabinet d'histoire naturelle; il avait établi tout cela à l'hôtel des ambassadeurs extraordinaires. Le sieur Beaujon l'ayant acheté, le sieur d'Hemmery est obligé de déloger; mais il persuade habilement à Beaujon qu'un homme comme lui a besoin d'un cabinet, d'une bibliothèque, etc. Beaujon achète le tout 40,000 livres et institue le sieur Meunier de Querlon son bibliothécaire. « Il s'est trouvé un homme de lettres assez bas pour accepter cet emploi. »

8 mars 1775.

..... On assure que le sieur Beaujon, s'érigeant depuis quelque temps en Mécène des gens de lettres, instruit de la détresse de celui-ci (de Belloy) lui ayant offert des secours, en a reçu une épître où il lui demande pour toute grâce de vouloir bien faire faire son buste, pour être placé à la Comédie-Française entre ceux de Corneille et de Racine lorsque la nouvelle salle sera finie. On doit croire qu'il était absolument en délire quand il a écrit cette lettre.

ARCHIVES NATIONALES O, 339[a]

Versailles, 14 février 1787.

Lettres patentes qui soumet le sieur Foin aux exercices du feu sieur Beaujon, receveur général des finances de la généralité de Rouen, « pour achever au lieu et place du sieur Beaujon l'exercice de l'année de 1785. »

Cet acte cite : 1° J.-N. Beaujon, ancien trésorier payeur des gages de notre Chambre des comptes de Paris.

2° J.-N. Beaujon, avocat général honoraire de notre cour des aydes de Bordeaux.

« A l'effet de quoi nous ordonnons que les héritiers ou ayant causes dudit feu sieur Beaujon rendront incessamment audit sieur Foin un compte de clerc à maître de toutes les recettes et dépenses faites par ledit feu sieur Beaujon sur ledit exercice 1785 jusqu'au jour de son décès, etc.

Nous avons encore trouvé, portant le nom de Beaujon, aux Archives nationales, mais n'ayant pas trait à l'hôpital :

1° Dans le registre O^1, 495 (Correspondance de l'année 1784.)

A la page 368. — Pièce relative à l'église du Roule.
— 423. — Lettre de Beaujon pour conserver une échoppe à sa porte.
— 488. — Lettre au sujet d'une affaire entre Beaujon et le chevalier Petit.

2° Cote O^1, 340^b. Un acte qui le nomme en passant.

Dans la même liasse que l'acte de fondation inséré dans le texte se trouvent chez Me Martin Deslandes, successeur actuel de Griveau, notaire à Paris en 1784 :

1° Un état des vases sacrés.

2° « Lettres patentes qui permettent au sieur de Beaujon de fonder un hospice dans la paroisse de Saint-Philippe du Roule, à Paris. » 10 pages de parchemin in-4° du 2 août 1785 en parlement. Signé Ysabeau. Approuve les dispositions de l'acte de fondation.

3° Acte par lequel il fait don à l'hôpital de la chapelle Saint-Nicolas. 13 pages in-4° du 6 août 1785.

4° Un extrait des registres du parlement sur parchemin in-8° du 6 août 1785, 62 pages.

5° Etat des titres concernant la propriété des terrains. 14 pages in-4°.

6° Inventaire de l'hospice de Saint-Nicolas du Roule. 15 pages in-4°, 25 septembre 1785.

LE VOYAGEUR A PARIS, par Thierry. (Paris, 1790, 8ᵉ édition).

« Hospice ou maison d'éducation et de charité, grande rue du Faubourg du Roule. »

« Cet hospice a été fondé..., » etc., (les 24 enfants) « y sont élevés, instruits, nourris et vêtus depuis l'âge de six ans jusqu'à douze, époque à laquelle ils reçoivent chacun 400 livres pour l'apprentissage du métier auquel ils se destinent.

« Le bâtiment de cet hospice a été construit sur les dessins et conduite de Girardin, architecte. »

---

19 *août* 1786. — M. Beaujon est fort mal. Il laissera beaucoup de gens à consoler. Un testament qui forme un gros volume in-folio allégera leur douleur. M. Durvey, agent

de change, a acheté son hôtel 1,100,000 livres, non pour le roi, comme on l'a dit, mais pour le comte d'Artois.

(*Correspondance secrète sur le règne de Louis XVI, d'après un manuscrit de la bibliothèque de Saint-Pétersbourg*, par M. de Lescure, t. II, p. 67. Plon 1866.)

M. Beaujon, porté par ses gens dans son salon, où étaient un grand nombre de belles dames qu'on appelle ses berceuses, leur dit en balbutiant : « Mesdames, réjouissez-vous : ce n'est point une apoplexie que j'ai eue, c'est une paralysie. »

(*Œuvres choisies de Chamfort*, par M. de Lescure, Jouaust, 1879, t. II, p. 19.) D'après les papiers de Chamfort.

ÉTUDE DE Me MARTIN DESLANDES, SUCCESSEUR DE GRIVEAU, NOTAIRE A PARIS

Testament de M. Beaujon (1) 13 septembre 1786.

La minute est formée de trente pages in-4°.

. . . .

« Je recommande mon âme à Dieu et le supplie de l'admettre au nombre des Bienheureux.

(1) Inédit, dû à l'obligeante communication de M. Martin Deslandes.

« Je désire être enterré avec simplicité, et qu'il soit fondé pour le repos de mon âme cinq annuels de messe. »

Détail :

A Saint-Roch.

La Madeleine.

Saint-Philippe du Roule.

Église d'Issy, près Paris.

Saint-Pierre de Bordeaux.

Sur les fabriques des quatre premières, 6,000 livres, soit 24,000 livres une fois payées. — *Id.* 6,000 pour Bordeaux.

Aux pauvres	de la Madeleine,	24,000	livres.
—	du Roule,	12,000	—
—	de Saint-Pierre de Bordeaux,	24,000	—
—	d'Issy	6,000	—

par l'intermédiaire des curés.

« J'ai fondé dans la paroisse du Roule un hospice, suivant l'acte passé devant Mᵉ Griveau, etc., le 6 août 1785, j'ai doté cet établissement tant par l'acte de fondation que par d'autres actes postérieurs, je confirme, etc., indépendamment des legs que je ferai ci-après, audit hospice.

« J'ai encore fondé dans l'église de la paroisse du Roule, trois prêtres destinés au service de ladite église et de l'hospice. » (28 décembre 1785, Mᵉ Griveau.)

Suivent divers legs à des domestiques et à d'autres personnes qui ne nous intéressent pas et dont la totalité se monte à 174,110 livres une fois payées, et à 2,950 livres de rentes viagères; parmi ces legs, remarquons 10,000 livres « au sieur Le Breton, concierge de ma Chartreuse. »

Le testateur lègue encore à ses domestiques tous les meubles qui se trouvent dans sa maison, disant :

« Je récompense ainsi tous mes domestiques, parce que ce sont d'excellents sujets qui m'ont toujours été fort attachés et parce que ceux particulièrement au service de ma chambre m'ont dans tous les temps donné des marques du plus grand zèle et d'un fidèle attachement. »

A Mlle Perigoux, sa filleule, 60,000 livres.

A une autre filleule, 50,000 livres.

48,000 livres à M. Foin, mon commis à la recette générale, entendant que ce legs ne lui soit payé qu'après l'appurement et correction des comptes de ma recette générale.

Deux diamants de 500 louis d'or à deux amis.

12,000 livres.

150,000 livres à M. et Mme Dulys. Ils jouiront de la rente jusqu'à la mort des deux. « A l'égard du fond de la propriété de ladite rente, je la donne et lègue à l'hospice que j'ai fondé au Roule, entendant que la portion d'arrérages qui sera due au dernier des survivants de M. et de Mme Dulys appartienne aussi à l'hospice..... Comme ils sont sans postérité, je crois bien entrer dans leurs vues en faisant le legs de la nue-propriété ci-dessus à l'hospice; c'est à cet égard rendre les enfants élevés à l'hospice les enfants adoptifs de M. et Mme Dulys, comme ils sont les miens d'après la fondation et les autres biens que je laisse à cet établissement.

« Indépendamment de la nue-propriété ci-dessus, je donne et lègue encore audit hospice la somme de 100,000 livres une fois payée, qui sera employée par l'exécuteur testamentaire chargé des placements à acquérir au profit dudit hospice des rentes de la nature de celles qu'il est permis aux gens de main morte de posséder. »

12,000 livres.

12,000, aux filles du Bon Pasteur de Bordeaux.

12,000, aux Enfants trouvés de Bordeaux.

Portraits du roi, de Monsieur, Mgr comte d'Artois, Madame Adélaïde, roi de Suède..., donnés par ces personnages à M. de Beaujon, sont légués à la chambre du Commerce de Bordeaux.

50,000 livres à la bourse de Bordeaux; à l'académie de Bordeaux sa bibliothèque.

100,000
12,000 } à des amis.
Son diamant blanc

Un diamant de 500,000 à Mme Bontemps, sa belle-mère.

Son diamant jonquille.

Confirme : 300,000
300,000 } dans sa famille.
300,000

100,000
100,000 } autres.
100,000

« Je veux que, sur les biens qui composeront le legs ci-après, il soit pris la somme de 300,000 livres pour être placés en rentes, etc..., et servir à fonder des hospices ou maisons de bienfaisance, soit sur la paroisse de Bordeaux, où mes frères et moi sont nés, soit sur la paroisse de la Madeleine de la Ville l'Évêque, à Paris, ou... sur celle du Roulle par augmentation aux établissements de ce genre que j'y ai déjà faits, je m'en rapporte au choix de mes frères sur le lieu et la nature de l'établissement, ainsi qu'à M. le président de Lamoignon, et dans le cas où le Président et mes frères ne s'accorderaient pas sur le choix, — je veux que l'avis de M. le président prévale.

Quatre autres legs dont la totalité forme cent dix mille livres.

150,000 à M. Balan, son neveu;

100,000 à M. Beaujon, résidant à Tonneins;

100,000 à M. Beaujon, résidant à Bordeaux.

Trois autres legs formant deux cent soixante-dix mille livres.

« A l'égard des surplus de bien... je les donne et lègue à mes deux frères que je fais instituer mes légataires universels... »

« Je prie M. de Lamoignon, marquis de Basville, président du parlement, de me donner une dernière marque de l'amitié dont il m'a toujours honoré en se chargeant de l'exécution de mon testament; je le prie aussi d'accepter... mon beau service de porcelaine que j'ai fait faire à la manufacture de Sèvres...

« Je prie M. et Mme de Lamoignon de vouloir bien agréer le legs que je fais à Mlle Constance de Lamoignon, leur fille, de la somme de 100,000 livres... lequel sera remis à M. et Mme de Lamoignon, pour en jouir par eux et le survivant d'eux, leur vie durant, et n'en faire la remise à Mlle de Lamoignon, leur fille, de leur vivant, qu'autant que ce serait leur volonté. »

M. Guillaume, son caissier, 150,000.

13 septembre 1786, sur les neuf heures du matin.

CODICILLE (1) DU 12 SEPTEMBRE 1786, MM^es CASTEL ET GRIVEAU.
Minut. du testament chez Griveau.

Mentionne qu'il vient de faire ce testament aujourd'hui et nomme exécuteurs testamentaires le président de Lamoignon, M. Guillaume, son caissier, et M. Griveau.

Beaujon, demeurant à Paris, à l'ancien hôtel d'Évreux, grande rue du Faubourg Saint-Honoré, paroisse de la Madeleine de la ville l'Évêque. Trouvé assis dans un fauteuil en sa chambre à coucher au rez-de-chaussée dudit hôtel, sain d'esprit, mémoire et bon jugement.

TENON. MÉMOIRES SUR LES HOPITAUX DE PARIS. IN-4°.

Hospice de Monsieur de Beaujon.

Cet hospice a été construit en 1784 et 1785, sur les dessins de M. Girardin ; il est fondé pour 24 orphelins de la paroisse du Roule, dont 12 garçons et 12 filles ; on y est admis à sept ans ; on apprend aux enfants à lire, à écrire, l'arithmétique, la religion ; on panse les pauvres du dehors.

Six Sœurs de la Charité, deux maîtres d'école, un portier, une cuisinière, un domestique et une domestique, font le service.

Dans l'aile droite, au premier, est le dortoir des garçons ;

(1) Actuellement en l'étude de Me Pinguet, qui a bien voulu nous le communiquer. Inédit.

dans l'aile gauche, celui des filles; chaque dortoir contient 13 lits, 12 pour les enfants : ces lits sont sans rideaux, parce qu'il est raisonnable de ne pas perdre de vue la jeunesse; le 13e est pour un domestique faisant fonction de gardien pendant la nuit.

... La lingerie en est belle; ce n'est pas ce qui me frappe, mais l'intelligence qu'y a mise la sœur Rose Maupetit, supérieure de cette maison. On a fait une première acquisition en linge qui revient à 30,000 livres : 6 paires de draps ont été destinés à chaque enfant, ainsi que 12 assortiments de linge de corps pour l'âge de sept ans, ainsi que pour celui de dix ans, et en pareil nombre pour l'âge de quatorze ans; 6 nappes, 12 serviettes par personne, et 400 torchons de première mise.

On a tenu les armoires de cette lingerie plus profondes qu'il ne le fallait relativement à la quantité actuelle de linge : mais, faisant attention que le nombre des enfants peut augmenter du double, parce qu'il reste deux dortoirs à remplir, on a voulu que la lingerie put servir en cas qu'il survînt plus d'enfants. Dans cette vue, on a fait à ces armoires un premier fond à demeure, et un second fond mobile pour le reculer ou le supprimer à volonté, à mesure que la quantité de linge s'accroîtra.

On trouve ici un réservoir de cent muids d'eau, rempli par la pompe à feu de Chaillot.

On a attaché à cette maison, six places de dessin, en faveur des enfants qui auraient des dispositions pour ce talent.

Cet établissement rend infiniment recommandable l'homme honnête qui a su faire un si bon usage de sa fortune.

ARCHIVES NATIONALES F 15 257.

1° du lundi 29 mars 1790.

Une lettre *de la part du* comte de Jussieu (d'un secrétaire probablement corrigée de la main de Jussieu) à M. Baignières, pour lui demander les conditions d'admission dans l'hospice Beaujon.

2° id. du 7 avril 1790. Une lettre à Mme la comtesse de Montaignac, rue Saint-Dominique d'Enfer, non signée, probablement de de Jussieu. Même écriture que les corrections de la précédente, lui donnant les détails sur l'administration de Beaujon et disant qu'elle peut insister auprès du curé Séjournée pour l'admission de l'enfant auquel elle s'intéresse.

ARCHIVES NATIONALES F 15 269 (1).

Rapport concernant la reddition des comptes des cy-devant régisseurs de l'hospice Beaujon.

Situation de cet établissement, vérifiée et constatée par les procès-verbaux des citoyens commissaires de la section de la République et ensuite par les citoyens administrateurs, commissaires du gouvernement.

Propositions en faveur des citoyennes ci-devant Sœurs de Charité qui se retirent pour obéir à la loi, ayant bien servi cet hospice depuis neuf ans.

L'hospice existant au faubourg du Roule, section de la République, a été fondée en 1785, par un particulier opulent.

L'objet de cet établissement a été de procurer gratuite-

(1) Inédit et jusqu'à nous non communiqué.

ment l'éducation et la subsistance à vingt-quatre enfants de l'un et l'autre sexe, nés de familles indigentes.

Cette maison, pour subvenir aux frais de l'institution, a été dotée de 25,000 livres de rente par contrat passé devant Griveau, notaire à Paris, le 6 août 1785, et sur les fonds de la République.

Par un autre contrat du 6 décembre de la même année 1785, passé devant Griveau, le fondateur a fait un nouveau don de 3,000 livres de rente également constitué sur le Trésor public.

Enfin, et pour troisième objet de revenu, le fondateur a fait don à cet hospice d'un terrain et bâtiments attenants, le tout a été loué pour cinquante années, sur le pied de 1,200 francs par année, par acte passé devant Griveau, le 6 août 1785.

Ces trois objets réunis forment le total d'un revenu annuel de *vingt-neuf mille deux cents livres* de rente foncière, et dont l'hospice a eu la jouissance non interrompue depuis son établissement.

La modestie du fondateur n'a pas empêché que son nom ne restât attaché à son bienfait, ainsi l'hospice du Roule a été appelée jusqu'à présent l'hospice Beaujon.

Parmi les établissements de bienfaisance, cette distinction paraît avoir appartenu presque exclusivement dès le quatorzième siècle aux maisons d'éducation.

Quatre collèges à Paris, maître Gervais, Le Plessis, le cardinal Lemoine et Mazarin portent comme l'hospice Beaujon le nom de leur fondateur.

Outre les trois objets de revenus annuels et effectifs cy-dessus, l'hospice est encore propriétaire de *cent cinquante mille livres,* dont le citoyen Beaujon lui a fait don par acte passé devant Castel, notaire à Paris, le 13 septembre 1786.

Mais il paraît que jusqu'à présent cette somme a été pour l'hospice une propriété sans produit : le revenu des 150,000 francs est attribué à deux particuliers pour leur vie durant, et l'hospice n'entrera en jouissance de l'usufruit qu'à leur mort.

L'administration, par des opérations économiques sur ses revenus, a trouvé moyen de faire encore un fond pour trois enfants de plus, ils sont aujourd'hui vingt-sept.

Il est donné à ces enfants par l'hospice, lorsqu'ils sont parvenus à l'âge d'en sortir, une somme de *quatre cents livres,* pour les aider dans les premiers temps où ils entreprennent la profession à laquelle ils se sont dévoués.

L'administration de cet établissement appartenait, suivant la disposition du fondateur, au titulaire curé de la cy-devant paroisse du Roule, conjointement avec les Lamoignon de mâle en mâle tant qu'il y en aurait.

L'éducation a été répartie entre deux instituteurs pour les garçons et une institutrice pour les filles.

L'administration économique intérieure a été dirigée par la citoyenne Maupetit, attaché à la congrégation des cy-devant Filles de la Charité.

Le service de la maison a pareillement été confié à des particuliers cy-devant attachés aussi à la cy-devant congrégation des Filles de la Charité.

Elles étaient six. Au moment de la Révolution trois se sont refusées au serment et ont quitté l'hospice. Celles qui restent aujourd'hui témoignent dès ce moment leurs sentiments patriotiques et leur soumission à la loi.

La République ayant aboli les dignités qualifiées ecclésiastiques et les associations claustrales, cette même loi d'un autre côté ayant déclaré l'inaptitude des personnes cy-dessus à l'éducation publique, le citoyen curé du Roule et les citoyennes ci-devant Sœurs de la Charité, employés à l'hospice Beaujon, se sont soumis à la loi, et ont présenté leur démission à la section de la République.

Les citoyens de la section, en acceptant ces démissions, ont considéré que le service de l'hospice manquerait, et que les enfants se trouveraient réduits à un délaissement funeste, si les personnes accoutumées à les instruire et à les surveiller effectuaient leur retraite avant qu'il ait été pourvu à leur remplacement.

En conséquence, l'acte dit, que Séjournée, curé du Roule, les citoyennes Maupetit institutrice, Marie-Anne Besombes, Antoinette Sirot, filles de service, et Mennequin frères, instituteurs des garçons, continueront provisoirement leur service.

L'acte mentionne encore que deux commissaires nommés par le département et deux autres par la section de la République se sont rendus le 3 floréal à l'hospice Beaujon pour prendre connaissance de sa situation; qu'ils ont trouvé tout en parfait état et accordent toutes les louanges aux administrateurs.

De l'inspection des comptes il résulte que « tout calcul fait depuis l'année 1785, il reste net à l'hospice Beaujon *trente-cinq mille neuf cent cinquante-trois livres quinze sols*, sous la garde et la responsabilité de la citoyenne Maupetit. »

On ne comprend pas dans ce résultat 6,973 liv. 6 s. 8 den. dont le citoyen Cossoneau s'est reconnu redevable pour la maison appartenant à l'hospice et dont il est locataire ainsi qu'il a été observé ci-dessus sur le pied de 1100 livres par année.

L'acte porte encore des considérations en faveur des personnes qui ont été jusqu'à présent employées dans l'hospice et vont se trouver sans ressources.

ARCHIVES NATIONALES F [15] 269 (1).

Département de Paris.

Rapport des commissaires du département sur l'état de l'hospice Beaujon. (*Extraits utiles*). Lemit et Concedieu, commissaires.

« 29 germinal et 3 floréal an II.

... « Nous y avons trouvé le citoyen Séjournée, administrateur particulier dudit hospice, la citoyenne Maupetit, cy-devant supérieure et maintenant directrice de la maison... »

« Le citoyen Séjournée était administrateur depuis le 1er août 1787, conjointement avec Lamoignon, cy-devant garde des sceaux, décédé depuis plusieurs années, et postérieurement avec le fils dudit Lamoignon, jusqu'au 12 juillet 1790, qu'il paraît avoir émigré. » . . . .

«Élèves... au nombre de 27, savoir 14 garçons et 13 filles.»

. . . .

« Le citoyen Séjournée nous a représenté l'acte de fondation dudit hospice par Nicolas Beaujon, passé devant Gri-

(1) Jusqu'ici inédit et non communiqué.

veau, notaire à Paris, le 6 août 1785, et nous a dit que les biens de l'hospice consistent en la maison où sont les élèves, en 28,000 livres de rente perpétuelle sur la République, en deux contrats, savoir : 25,000 livres dont il nous a représenté le certificat de remise des titres pour obtenir l'extrait d'inscription sur le grand livre, donné par Despeignes, payeur, le 14 brumaire, sous le numéro 7,056 de son registre, et 3,000 livres à prendre sur 6,000, ainsi qu'il est en l'acte de donation par ledit Beaujon, passé devant ledit Griveau, le 10 décembre 1785, dont ledit citoyen Séjournée nous a présenté le récépissé de remise dudit sous le n° 79.

« Ledit citoyen Séjournée nous a dit de plus que l'hospice a la nue propriété d'une maison sise au Roule, joignant l'hospice, et dont l'usufruit, suivant un bail emphitéotique fait par ledit feu Beaujon à Lebreton et Cossonneau, devant ledit Griveau, le 6 août 1785, a commencé le 1er juillet de la même année, et a été réservé pour cinquante années seulement audit Cossonneau, à charge par celui-ci de payer annuellement à l'hospice 1,200 francs; qu'ainsi le total des rentes actuelles dudit hospice est de 29,200 livres. » . . .

« Le citoyen Séjournée nous a encore déclaré que, suivant le testament dudit Beaujon, fait le 13 septembre 1786, et dont la minute est demeurée à Castel, notaire à Paris, il a été laissé à l'hospice une somme de 100,000 livres non encore payée; que ledit Beaujon a encore donné à l'hospice la nue propriété de 150,000 livres, pour l'usufruit être touché par le citoyen Testard Dulys et son épouse leur vie durant, et après eux par l'hospice; que Beaujon a légué trois cent mille livres une fois payées pour être employés par ses héritiers ou ayant cause sur trois ci-devant paroisses

10

qui sont : ci-devant Saint-Philippe du Roule, à Paris, ci-devant Sainte-Magdeleine, faubourg Honoré, à Paris, et ci-devant Saint-Pierre, à Bordeaux, et que le testament relativement aux dits 100 et 300,000 livres est depuis son décès, en décembre 1786 sur ladite paroisse de la Magdeleine, dans le même état, malgré les démarches dudit Séjournée, nous observant que ledit Beaujon a été inhumé à ladite paroisse de la Magdeleine, et a été transporté quelques mois après à sa Chartreuse, à la ci-devant chapelle Saint-Nicolas, en ladite paroisse de Saint-Philippe du Roule, »... etc. .

. . . .

« Ledit citoyen Séjournée nous a déclaré qu'avant son entrée à l'hospice comme administrateur, Lamoignon avait pris dans la caisse une somme sur laquelle il a remis, le 24 septembre 1787, 4,000 livres, et le 4 novembre suivant, 4,000 livres, et qu'en prenant l'argent de la caisse, il avait remis 1,0000 livres pour les intérêts de cet argent; que le 1er décembre 1787, il a remis à la caisse un billet de son fait de la somme de 12,425 livres à remplacer par un billet à un an portant intérêt à compter dudit jour; que le billet de 12,425 livres était fait pour le restant de ce que ledit Lamoignon avait pris dans la caisse avant que ledit citoyen Séjournée fût administrateur; que Lamoignon fils a payé sur lesdits 12,425 livres, le 12 juillet 1790, 4,000 livres, et la veuve Lamoignon père, le 18 germinal, 8,425 livres... »

Suivent les comptes de l'orphelinat (voir dans le texte).

TENON

Mémoires sur les hôpitaux de Paris, 1788. In-4°.

Des quatre hôpitaux pour les femmes malades.

Les religieuses Hospitalières de la rue Mouffetard, ou l'Hôpital Saint-Julien-Sainte-Basilisse (fondées en 1657). Il y a 5 salles au rez-de-chaussée contenant entre elles 43 petits lits.

Les « Hospitalières » près la place Royale, 22 petits lits en 2 salles, au premier étage (fondées en 1629).

Les « Hospitalières » de la rue de la Roquette, au faubourg Saint-Antoine, 20 petits lits dans une salle au rez-de-chaussée (fondées en 1639).

Les « Hospitalières de Saint-Mandé » près le parc de Vincennes, 16 petits lits.

Ainsi, ces quatre hôpitaux pour des femmes font entre eux par jour un service qui s'étend à 101 malades.

Le service est fait par des Religieuses de l'ordre de Saint-Augustin.

On n'y reçoit ni femmes grosses, ni maladies contagieuses; on y admet fort peu de cas de chirurgie. L'hospitalité est gratuite aux Hospitalières de la place Royale; il en coûte 36 livres pour chaque malade par mois aux Hospitalières de la rue Mouffetard; 30 livres à celles de la rue de la Roquette, et 450 livres par an à celles de Saint-Mandé, où il n'y a guère que des infirmes.

RÉIMPRESSION DE L'ANCIEN MONITEUR

Moniteur du 2 septembre 1795.

Séance du 12 fructidor an III. (30 août 95.)

« La Convention nationale, après avoir entendu le rapport de son comité des secours publics, décrète ce qui suit :

« ART. 1er. — Sur les fonds mis à la disposition de la commission des secours publics, il sera payé aux religieuses, sœurs converses, agrégées et domestiques attachés aux quatre maisons hospitalières supprimées par la loi du 28 nivôse dernier les sommes ci-après :

« A chacune des ex-religieuses, sœurs converses et agrégées, âgées de soixante ans, ou infirmes, quel que soit leur âge, une somme de 400 livres;

« A chacune de celles au-dessous de soixante ans et non infirmes, 200 livres;

« A chacun des domestiques qui auront plus de dix années de service dans lesdites maisons, 150 livres;

« Et à chacun de ceux qui auront moins de dix années de service, 100 livres;

« ART. II. — Les ex-religieuses, sœurs converses et domestiques qui, lors de la cessation de leurs services, auront été replacées dans d'autres hospices, ne recevront point les secours provisoires ci-dessus déterminés.

« ART. III. — La commission des secours publics fera acquitter ces divers secours provisoires, lesquels seront imputables sur les pensions auxquelles lesdites religieuses et autres pourront avoir droit. »

Archives nationales F [15] 257

1° Le 19 brumaire an III de la République. *Sixième commission.*

La commission des secours publics au citoyen Bertrand, huissier priseur des hôpitaux. (Lettre qui le charge de dresser l'inventaire des meubles et effets existant dans l'hospice dit Beaujon.)

2° id. du 24 germinal. — Difficultés qu'éprouve le citoyen Bertrand pour dresser l'inventaire des quatre maisons hospitalières supprimées.

Archives nationales F [15] 269

Un état du linge déposé dans la petite lingerie de l'hospice Beaujon et destiné aux autres hospices qui en auront besoin.

Signé : Bertrand, *agent des hospices civils.*

ARCHIVES NATIONALES F [15] 269 (1)

Du ministère de l'intérieur 10 nivôse an 4. Au citoyen économe de l'hospice.

Je vous préviens, citoyen, que par une décision de ce jour, le Ministre, en conformité de l'arrêté du directoire exécutif sur le traitement des employés, vient de fixer ceux des employés non nourris de votre maison suivant l'état que vous trouverez cy-joint. Cette fixation doit avoir lieu à partir du 1er frimaire dernier, à raison dix-huit fois le montant du traitement provisoire.

Quant aux employés nourris, je vous donne avis qu'à partir de la même époque ils doivent recevoir pour traitement le triple de ceux dont ils jouissaient à l'époque et avant les augmentations portées par la loi du 4 pluviôse de l'an IIIe.

DEANIEAU.

Hospice du Roule.

État des employés composant l'hospice du Roule.

NOMS ET QUALITÉS DES EMPLOYÉS NON NOURRIS	TRAITEMENT ANCIEN	TRAITEMENT PROVISOIRE
Brieude, médecin.	1800	2000
Bareigne, chirurgien en chef.	1800	2000
Chardon, 1er élève interne. .	1000	1200
Godard, 2e élève.	1000	1200
Allut, pharmacien. . . .	1000	1500
Bonat, directeur économe. .	1800	3000

(1) Inédit.

EMPLOYÉS NOURRIS	TRAITEMENT
Surveillante d'infirmerie. .	800
Infirmières.	300
Garçon de service.	350
Fille de service.	300
Cuisinière.	500

Nombre d'employés non nourris.

1 commis aux entrées.
1 surveillante lingère.
1 infirmière en chef.
1 fille ouvrière en linge.
1 jardinier.
1 portier.
1 fille de cuisine.

Nombre d'employés nourris.

9 infirmières.
1 cuisinière.
1 fille de service.
3 garçons de service.

État des employés non nourris à l'hospice du Roule. (1)

NOMS DES EMPLOYÉS ET EMPLOYÉES	TRAITEMENT PAR ANNÉE
Dupont, médecin.	2000
Lacaze, chirurgien en chef.	2000
Allut, pharmacien.	1500
Marc, économe.	3000

et cinq autres dont 2 élèves.

(1) Autre état également trouvé aux *Archives nationales*, même dossier que le précédent, et ne portant aucune date.

ARCHIVES NATIONALES F 15 442
PREMIÈRE DÉCADE DE FRIMAIRE

FEUILLES DE VISITE DE FRIMAIRE AN VIII

HOSPICE DU ROULE

RELEVÉ DES FEUILLES DE VISITE DES OFFICIERS DE SANTÉ EN CHEF POUR LES COMESTIBLES

DATES	SIGNATURE DES OFFICIERS DE SANTÉ	BOUILLON GRAS	BOUILLON MAIGRE	PAIN	VIN	VIANDE	MENUS ALIMENTS	PROPRETÉ DES SALLES	SERVICE EN GÉNÉRAL
1er	Lacaze	Bon	Bon	Bon	De temps en temps faible	Bonne	Bons	Bien	Bon
2	»	»	»	»		»	»	»	»
3	»	»	»	»		»	»	»	»
4	»	»	»	»	»	»	»	»	»
5	»	»	»	»	»	»	»	»	»
6	»	»	»	»	»	»	»	»	»
7	»	»	»	»	»	»	»	»	»
8	»	»	»	»	»	»	»	»	»
9	»	»	»	»	»	»	»	»	»
10	»	»	»	»	»	»	»	»	»

Certifié conforme au registre par moi, officier de santé en chef,
LACAZE.

Vu et certifié véritable,
MARC.

(Il y a deux autres états pour la 2e et 3e décade, tout pareils, sauf que le vin est redevenu bon.)

RAPPORTS AU CONSEIL GÉNÉRAL DES HOSPICES. — AN XI (1803)

Hôpital Baujon (ou Beaujon).

L'auteur rappelle les dates déjà connues de la fondation de la transformation.

I. « Bâtiments. » — L'hôpital Beaujon a été construit sur un bon plan : quatre corps de bâtiments embrassent une cour carrée. La face de devant sert au logement de l'agent de surveillance et des employés. Deux salles pour les convalescents et les convalescentes, dont la vue donne sur le jardin; la cuisine, un réfectoire, la buanderie, le bureau de réception, etc., sont au rez-de-chaussée; trois salles de femmes malades occupent le premier étage des trois faces qui règnent sur la cour; une quatrième salle sur le jardin est destinée aux femmes blessées. Même distribution au second pour les hommes. Au troisième on a, d'un côté une petite salle pour les hommes, de l'autre une salle semblable pour les femmes.

La pharmacie et la lingerie sont au premier. Deux escaliers d'une construction très élégante, placés aux deux angles du fond de la cour avec les faces latérales, desservent les salles. Le jardin sert en partie de promenoir : l'un pour les hommes, l'autre pour les femmes. Un étendoir, la salle des morts, des magasins, sont établis sur le côté du jardin, et absolument séparés des bâtiments hospitaliers. L'eau est fournie abondamment par la pompe à feu de Chaillot, et par une pompe particulière établie dans la maison.

Toutes les salles sont bien aérées; on regrette seulement

qu'on n'ait pas donné aux salles du second la même élévation qu'aux salles du premier.

Les bâtiments de l'hôpital Beaujon étant neufs et bien construits, on n'a eu à faire que des réparations d'entretien, assez considérables, il est vrai, parce qu'elles avaient été longtemps négligées; et quelques améliorations, dont les plus importantes ont été la disposition d'une salle de bains et celle d'une chambre pour les morts. La salle de bains existait, mais avec deux baignoires seulement, et sans aucune séparation. Le conseil a fait construire des cloisons en briques, qui divisent la salle en quatre cabinets : deux pour les hommes et deux pour les femmes. La chaudière de ces bains est chauffée par un fourneau économique, ainsi que celles de la buanderie et de la cuisine.

Les bâtiments, les salles, les lits de l'hospice Beaujon peuvent soutenir la comparaison quant à l'ordre et à la propreté avec les meilleurs hospices de la Hollande et de la Belgique.

II. « Etat personnel des malades, nombre et mortalité. » Le nombre des lits à l'hôpital Beaujon doit être de 100 et 20 lits de réserve. L'établissement de ces 20 lits exige des dispositions que le défaut d'argent n'a pas permis de faire encore.

III. « Administration et service intérieurs. » L'hôpital Beaujon est entièrement confié à des femmes. C'est une femme qui, sous le titre d'agent de surveillance, dirige tout l'intérieur. Les salles sont desservies par des infirmières. Il y a seulement 1 contrôleur homme et 2 hommes de peine. La buanderie se fait dans la maison. L'état de toutes les personnes attachées à l'hôpital est, au 1er germinal an XI, de 27 personnes partageant entre elles 10,710 francs.

Un agent, 1,200; 1 commis, 1,000; 1 médecin, 1 chirurgien, 1 pharmacien, chacun 1,500; 2 élèves en chirurgie et pharmacie, 1,000; 1 chapelain, 600, etc.

La maison a un réglement spécial de police que le conseil lui a donné le 16 ventôse an X.

CODE ADMINISTRATIF DES HOPITAUX CIVILS. 1824.

Dispositions communes aux hôpitaux Beaujon, Saint-Antoine et Cochin.

— Aucun individu ne pourra être gardé plus de dix jours dans les salles de convalescents de l'hôpital. (Conseil général, 7 mars 1802, art. IV).

— Il n'est accordé ni aux malades, ni aux blessés de l'hôpital aucune permission de sortir; cette permission est accordée aux convalescents, dans les trois derniers jours de la convalescence; elle est donnée par l'officier de santé, visée par l'agent de surveillance. (Id., art. V).

— Il est défendu d'apporter de dehors aux malades de l'hôpital aucun aliment ou boisson. (Id., art. VI).

— Tout malade ou convalescent hors de son lit doit être revêtu de la robe de l'hôpital; il ne peut la quitter dans quelque lieu de la maison que ce soit; l'agent doit faire sortir de l'hôpital tout individu qu'il rencontrera dans les salles ou ailleurs non revêtu de la robe de la maison. (Id., art. VII).

— L'agent est personnellement responsable de la dépense qu'occasionneraient les personnes qui, ne devant pas être dans la maison, y logeraient ou y seraient nourries. (Id., art. VIII).

— Les malades convalescents blessés ne se promèneront point dans la cour, mais dans les parties du jardin qui leur seront destinées. (Id., art. IX).

— L'agent de surveillance prendra les mesures nécessaires pour qu'on ne puisse pas communiquer des parties destinées au promenoir dans le surplus du jardin, et pour qu'il n'y ait aucune communication de l'hôpital avec le dehors. (Id., art. X).

— Aucun linge ne pourra être séché dans les parties du jardin qui servent de promenoir aux malades; il sera établi un séchoir dans la partie du jardin qui est près de la salle des morts. (Spécial à Beaujon. Id., art. XI).

— A dix heures du soir, la porte extérieure de l'hôpital est fermée et les clefs sont portées à l'agent. (Id., art. XII).

— L'hôpital sera ouvert au public tous les jours, mais seulement depuis deux heures jusqu'à quatre; on pourra converser avec les malades, soit dans les salles, soit dans les promenoirs; mais aucune femme n'entrera dans le promenoir des hommes, et aucun homme n'entrera dans le promenoir des femmes. (Id., art. XIII).

— Il n'est fait, soit dans les salles des malades, soit dans celle des convalescents, aucun travail qui gêne les autres malades ou qui cause de la malpropreté, comme les épluchages de graines, herbes, etc. Ces travaux peuvent se faire dans les chauffoirs communs. (Id., art. XV).

— Les convalescents doivent passer au moins deux heures

de la journée, soit dans les chauffoirs communs, soit dans le promenoir, afin d'aérer leurs salles pendant ce temps. (Id., art. XVI).

— Les infirmières ou filles de service mangent ensemble au réfectoire. (Id., art. XVIII).

— Pendant les repas une des infirmières ou filles de service reste dans les salles des hommes, qu'elle parcourt successivement; une autre reste dans les salles des femmes et les parcourt également. (Id., art. XIX).

— Les personnes qui mangent au réfectoire, filles de service et convalescents, ne peuvent rien emporter du réfectoire. (Id., art. XXI).

— Les infirmières auront soin d'entretenir la plus grande propreté dans leurs chambres et dans le corridor qui leur est destiné; il leur est défendu de jeter par leurs fenêtres, ainsi que par celles des salles, aucune espèce d'ordure et même de l'eau, à peine de privation de vin pendant le temps que l'agent de surveillance jugera convenable. (Conseil général, 14 avril 1802, art. XXIII).

— Tous les lits des femmes malades, blessées, convalescentes, sont garnis de rideaux. (Id., art. XXIV).

— Il y aura pour supplément de fournitures dans l'hospice 10 matelas, 10 oreillers, 10 couvertures blanches, 10 robes. (Id., art. XXV).

— Il y aura près de la porte d'entrée une salle destinée : 1° à recevoir les indigents qui se présentent pour recevoir la consultation gratuite des officiers de santé : ils sont admis chaque jour de sept à huit heures du matin; 2° à recevoir les personnes qui seraient surprises dans la rue d'un accident subit : elles sont déposées dans cette salle; l'agent de surveillance prend les renseignements possibles sur leur état civil; l'officier de santé leur administre les premiers secours qu'exige leur état physique; elles sont transportées, aussitôt après, dans leur domicile, ou à l'un des hospices auquel elles doivent être reçues; il y a pour cet effet, à l'hospice, deux brancards toujours en état de service (7 mars 1802, art. 22).

— Il sera payé entre les mains des Sœurs supérieures des hôpitaux Beaujon, Saint-Antoine, Cochin, une somme de 70 francs pour chaque novice, comprise dans les états d'appointements, ce qui portera leur traitement à 170 francs au lieu de 100 francs.

Le payement sera porté sur les états d'appointements, comme cela a lieu pour les autres établissements de l'administration (Conseil général 22 juillet 1818).

RAPPORT AU CONSEIL GÉNÉRAL DES HOSPICES (1816).

Hôpital Beaujon

L'auteur résume la fondation. « L'intention du fondateur cessa bientôt d'être respectée. L'hospice d'orphelins devint un hospice de malades. »

Décret de la Convention, 17 janvier 1795. — Nom de Beaujon rendu plus tard.

Etat des bâtiments.

« Résumé du rapport de 1803.

« Les dépenses occasionnées par l'entretien annuel des bâtiments depuis 1804 ont été considérables...

« Presque toutes les salles sont entre la cour et le jardin. Plusieurs sont exposées au midi et le courant d'air est généralement favorisé par de doubles croisées... »

Aménagement. Voir le rapport de 1803 qui est résumé ici : « En général on peut dire que cet hôpital est un de ceux où le service est le plus commode et le plus facile. C'est en même temps un des mieux aérés...

« On assure que la construction de cet hôpital avait coûté 1,500,000 francs à son fondateur, sans y comprendre l'achat du terrain sur lequel il a été construit.

« Il y a maintenant 140 lits à l'hôpital Beaujon.

« Une femme avait la surveillance générale de la maison en 1803. Elle a continué de l'exercer jusqu'au mois d'août 1813, que l'ancien économe de l'hôpital Saint-Antoine y a été appelé. » — « Le service de la santé se compose d'un médecin, d'un chirurgien, d'un pharmacien et de deux élèves internes. » En dehors de celui-ci, 21 personnes font le service de l'hôpital.

De 1803-13, proportion générale de la mortalité, 1 sur 5 1/2.

DULAURE. — *Histoire de Paris*, t. V.

Hospice Beaujon, situé rue du faubourg du Roule, n° 54. L'opulent fondateur de la chapelle dont je viens de parler fit, quelques années après, en 1784, bâtir par le même architecte, le sieur Girardin, un hospice destiné à recevoir 24 orphelins des deux sexes. Il donna 20,000 livres de rente pour leur entretien. Dans la suite, cet hospice eut une autre destination et devint un hôpital pour les malades.

Ce bâtiment a 16 toises de face sur 24 de profondeur; sa hauteur se compose d'un rez-de-chaussée, de deux étages au-dessus et d'un troisième dans le comble. Il contient 100 lits pour les malades des deux sexes. La construction de cet édifice fait honneur aux talents du sieur Girardin. Dans la suite je produirai sur cet hospice les notions administratives qui le concernent.

DULAURE. — *Histoire de Paris*, t. VI.

Hôpital Beaujon, situé... fut fondé... etc., pour 24 orphelins... « En outre six places ont été destinées aux enfants qui annonçaient d'heureuses dispositions pour le dessin. Le sieur Girardin a fourni les dessins de cet édifice qui porta d'abord le nom d' « Hospice Beaujon ». Le 17 janvier 1795, un décret de la Convention changea le nom et la destination de cette maison. Elle fut nommée « Hôpital du Roule » et, au lieu d'être un hospice pour les orphelins, elle devint un hôpital pour les malades. Le Conseil général des hospices lui a restitué son premier nom, mais non sa destination primitive.

. . . .

« Depuis 1813 cet hôpital est desservi par les Sœurs de Sainte-Marthe; il est pourvu de 140 lits, 30 pour les blessés des deux sexes et 110 pour les autres malades.

« Sur 2,511 morts pendant dix ans, on compte 1,356 hommes et 1155 femmes. La proportion générale de la mortalité pendant ce nombre d'années, comparée aux malades, donne à peu près 1 sur 5 1/2. »

ÉTUDES SUR LES HOPITAUX

Par Armand Husson, directeur de l'administration générale de l'Assistance publique, 1862.

« L'hôpital Beaujon, quoique ayant reçu dès l'origine une affectation hospitalière et un matériel approprié à sa destination, manquait essentiellement, avant la construction des quatre pavillons qui y ont été édifiés de 1837 à 1844, des avantages dont nous le voyons doté aujourd'hui. Sous le rapport de la distribution et de la capacité, ses salles neuves ne contenant que 16 lits, peuvent être présentées comme le type de tous les perfectionnements préconisés depuis cette époque. Il n'est pas jusqu'aux anciennes salles du vieux Beaujon dont nous aurons à nous occuper tout à l'heure, qui ne soient, malgré le mur qui les divise dans toute leur longueur, préférables de beaucoup aux salles de la plupart des hôpitaux anglais.

« Il renferme 416 lits, savoir : 201 de médecine, 179 de chirurgie, 18 d'accouchements et 18 berceaux.

« Nombre de malades admis en 1861 : 6,928 ayant donné 150,765 journées.

« Dépense de l'hôpital pour cette même année 344,508 fr. 17 cent.

.

« Installation digne de servir de modèle aux constructions du même ordre. »

« Un troisième système (ventilation) dont un Belge, le docteur van Hecke est l'inventeur, celui de la ventilation par insufflation et de chauffage par calorifère à air chaud, a été plus récemment expérimenté à Beaujon et à Necker.

« Ainsi les trois principaux systèmes de chauffage et de ventilation actuellement connus sont appliqués dans les hôpitaux civils de Paris.

(Rapport de M. Grassi sur la construction et l'assainissement des latrines et des fosses d'aisance, page 31.)

« Dans le pavillon numéro 4 de l'hôpital Beaujon et dans le bâtiment des hommes de l'hôpital Necker, on a établi un système de ventilation par injection. »

Vu et permis d'imprimer,

LE VICE-RECTEUR DE L'ACADÉMIE DE PARIS

GRÉARD.

Vu par le Président de la Thèse,

LABOULBÈNE.

TABLE DES MATIÈRES

PARIS. — E. DE SOYE ET FILS, IMPRIMEURS, 18, RUE DES FOSSÉS-SAINT-JACQUES.

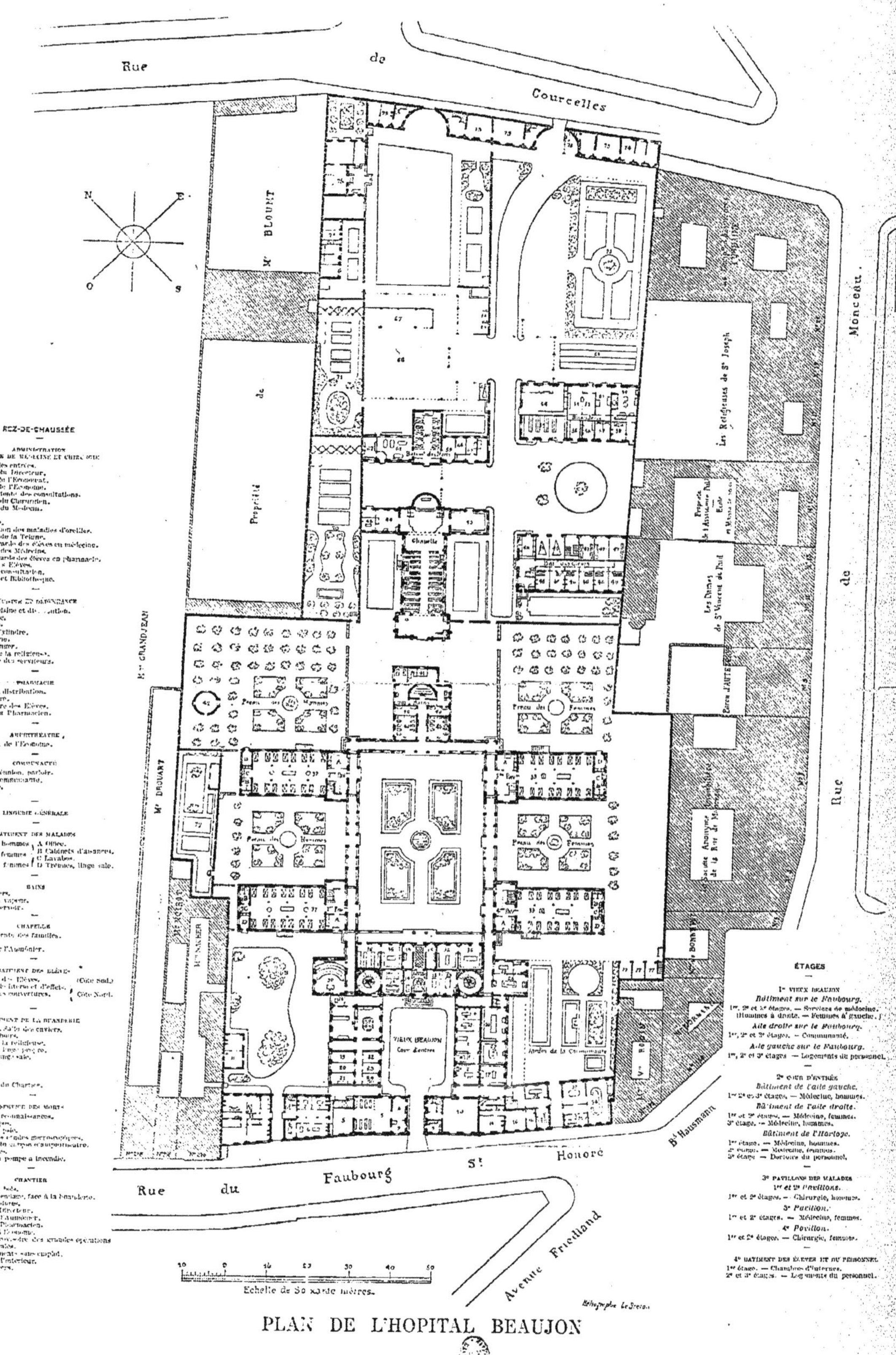

PLAN DE L'HOPITAL BEAUJON

PARIS. — E. DE SOYE ET FILS, IMPRIMEURS, 18, RUE DES FOSSÉS-SAINT-JACQUES.

www.ingramcontent.com/pod-product-compliance
Ingram Content Group UK Ltd.
Pitfield, Milton Keynes, MK11 3LW, UK
UKHW021056200726
13857UKWH00003B/947